順應節氣去養生

江蘇省中醫院主任中醫師
韓旭 主編

萬里機構

可能你從未注意到，一年四季的更替和晝夜陰陽的轉換，對身體有着重大影響。例如，流行性感冒常多發生於冬春季節，消化性潰瘍往往發病於秋冬季節；又如哮喘多在清晨發病，夜晚是冠心病、腦梗死患者發病的高峰期。這些看似平常的現象當中，都孕育着「時間醫學」的理念與智慧。養生也必須順應自然季節的節律變化「順時養生」。

中醫時間醫學是研究人體生理變化、病理特點與時間節律關係的一門學科，是現代醫學與時間生物學結合的產物。「春夏養陽，秋冬養陰」和「春天養生，夏天養長，秋天養收，冬天養藏」說的就是一年四季對應的不同養生原則。

春秋戰國時期，人們利用土圭實測日晷，在平面上豎一根杆子，用來測量正午太陽影子的長短，以確定春分、夏至、秋分、冬至 4 個節氣。一年中，土圭在正午時分影子最短的那一天為夏至，又稱為「日短至」或「短至」；最長的那一天為冬至，又稱為「日長至」或「長至」；在春秋兩季各有一天的晝夜時間長短相等、影子長度適中的為春分或秋分。

中國古代是一個農業社會，因為農事基本「靠天吃飯」，所以古人需要嚴格了解太陽運行的情況，因此在曆法中又加入了單獨反映太陽運行週期的「二十四節氣」。每一個節氣對應太陽在黃道上每運動 15 度所到達的位置，在公曆中它們的日期基本是固定的，上半年在 6 日、21 日，下半年在 8 日、23 日，前後相差不過一兩天。

「春雨驚春清穀天，夏滿芒夏暑相連，秋處露秋寒霜降，冬雪雪冬小大寒」，中國古人用簡單的 28 個字，將春夏秋冬的氣候變化進行了總結，即「二十四節氣」。節氣是指二十四

個時節和氣候，既是中國古代用來指導農事的補充曆法，更是中華民族勞動人民長期經驗的積累和智慧的結晶。

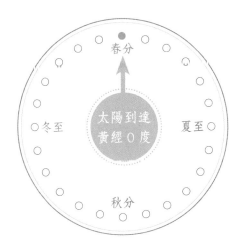

　　在商朝時節氣只有 4 個，到了周朝時發展到了 8 個，到秦漢年間，二十四節氣已完全確立。「立」表示一年四季中每一個季節的開始，春夏秋冬 4 個「立」，就表示了 4 個季節的開始：立春、立夏、立秋、立冬合稱為「四立」，公曆一般在每年的 2 月 4 日、5 月 5 日、8 月 7 日和 11 月 7 日前後。「四立」表示的是「天文季節」的開始，如立春就是春季的開始，但從氣候上看，一般還處於上一季節的狀態，如立春時黃河流域仍處於隆冬。「至」是「極」「最」的意思，夏至、冬至合稱為「二至」，表示夏天和冬天的到來。夏至日、冬至日一般在每年公曆的 6 月 21 日和 12 月 22 日前後。夏至時，太陽直射北緯 23.5 度，黃經 90 度，北半球白晝最長。冬至時，太陽直射南緯 23.5 度，黃經 270 度，北半球白晝最短。「分」是表

示平分的意思，春分、秋分合稱為「二分」，表示晝夜長短相等。這兩個節氣一般在每年公曆的 3 月 20 日和 9 月 23 日左右。春分、秋分時，黃道和赤道平面相交，此時黃經分別為 0 度、180 度，太陽直射赤道上，晝夜時長相等。

二十四節氣的命名反映了季節、物候現象和氣候變化。反應季節的是立春、春分、立夏、夏至、立秋、秋分、立冬、冬至；反應物候現象的是驚蟄、清明、小滿、芒種；反應氣候變化的有雨水、穀雨、小暑、大暑、處暑、白露、寒露、霜降、小雪、大雪、小寒、大寒。

中醫養生倡導順應四季變換，遵循自然界生、長、化、收、藏的客觀規律調整日常活動，達到養生防病的目的。人的身體是一個神奇的系統，擁有自己的生物節律。因此，按照自身生物節律的特點，順應節氣，積極養生，對於維護體內生物節律的正常運行、保障身體健康，發揮着極為重要的作用。

總之一句話，順應自然，跟着節氣過生活就對了。

飲食調養

「民以食為天」，不同的節氣吃甚麼一定是你想知道的。春季要多吃一些甘味、辛味的食物，少吃酸味的食物，防止肝氣過旺的同時，也可以補養脾臟。夏天的六個節氣應少吃苦味，多吃酸味的和鹹味的食物。酸味可以防出汗過多，以固肌表；鹹味的食物可以補充出汗多丟失的鹽分，以防汗多損傷心氣。到了秋天，應該多吃苦味和酸味的食物，少吃一些辣的，以滋養肺氣。冬天就要多吃苦味和辛味的食物，有利於補腎。

此外，飲茶養生也是不錯的選擇。不同茶飲性味、功效不同，不能「千篇一律」地喝，否則可能會適得其反。春夏適合喝綠茶、白茶、花茶，可促進人身體裏的陽氣生發、疏肝理氣、清熱瀉火。秋冬可以喝一些烏龍茶、紅茶、黑茶，可以清除體內餘熱，恢復津液陽氣。喝茶時間一般選擇在早晨或者午後，以提神醒腦。晚上最好不要喝茶，濃茶中含有較多的咖啡因，可能會讓你在深夜難以入睡。喝茶也不要「貪杯」，每天10克左右比較適合，分 2~3 次沖泡最好。有些人茶喝多了容易出現心慌、消化不良、腹脹、腹痛、便秘等，喝茶時要根據自身的狀況和適應能力合理選擇。冷茶、燙茶、濃茶以及空腹飲茶都是不適合的，容易對臟器造成損害，得不償失。

情志養生

心情是身體健康與否的重要影響因素之一。春天萬物復蘇，是陽氣開始生發的時節，在春天的節氣中要順應自然，讓體內的陽氣自然地生長，生氣會傷肝，因此不要動怒，保持樂觀；夏天萬物蕃秀，陽盛暑熱，人容易煩躁，要讓體內的「氣」排出去，才能「心靜自然涼」；秋天雖然秋高氣爽，但滿地落葉的景象不免讓人悲傷，要防止過度悲秋，保持愉悅的心情；到了冬天，一派冰天雪地的景象，陽氣悄悄「藏」了起來，這個時候要養好神，不要躁動喧嘩，保持心境平和，做好擁抱新一年的準備。無論是小酌半杯，還是練字作畫，都是讓心情愉快的好方法。

運動健體

「生命在於運動」。運動是養生的重要內容，運動時要遵循「量力而行」和「身無妄動」的原則。

季節運動養生就是根據節氣變化，進行規律的運動鍛煉，除了外在要鍛煉筋骨四肢之外，於內則要鍛煉精神，靜心養神，使形體內外和諧，動靜得宜，從而起到疏通經絡、調和臟腑氣血的功效，讓身體得到全面的鍛煉。

傳統運動養生是以「養」為主，養練結合；而現代體育鍛煉以提高人體的心肺功能、力量、速度、靈敏性以及耐力為目標。無論是散步、跑步、游泳，還是打八段錦、打太極拳，都要因人而異，持之以恆並動靜有度。

中醫特色養生法

最後要說的是中醫特色養生方法，包括按摩、節氣灸、導引養生、足浴、三伏貼、膏方養生等。按摩一般是以按摩局部不適處為主，如按摩腹部、頭部等，還可根據季節以及個人體質情況的不同，選擇穴位進行適當的按摩，簡單易行、好操作。節氣灸是艾灸養生的重要內容，是指在特定的節氣採用艾灸養生的一種方式，操作方法以穴位艾灸、藥物貼敷等方式為主，比如三伏貼、肚臍貼等。導引養生是指通過運動肢體，調整自身呼吸，達到行氣解鬱、疏通氣血的作用的一種古代養生方式，是中國古代養生文化中最具代表性的形式之一，也是中華養生文化獨有的現象。其中被大眾熟知的八段錦、五禽戲、易筋經等就屬導引養生。

本書並非一本冰冷的工具書，而是一位時刻陪伴在你身邊的朋友，通過與它對話，感受節氣的變化、晝夜的更替給身體帶來的影響。在某一個節氣到來的時候想到它並翻開它，跟着它把生活過得更健康、更有趣。

目錄

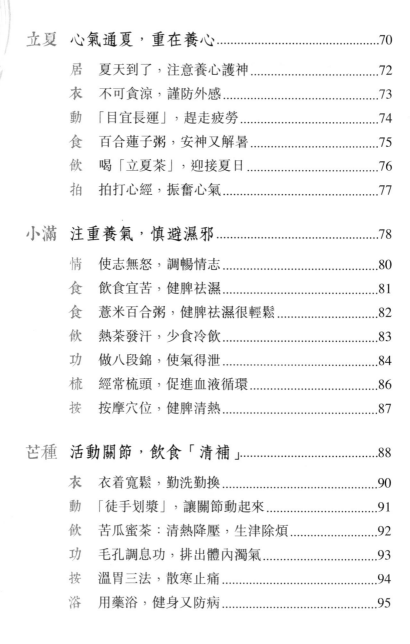

立春

重在養肝，生發養陽

立春節氣一般在每年公曆 2 月 3~5 日，即農曆正月初一前後。「立」是開始的意思，所以立春也被看作是春天的開始。春象徵溫暖，微風讓冰雪消融，使萬物復蘇，自然界中陽氣開始生發，肝的疏泄功能在春季增強並居於主導地位，因此春季主要在養肝，增強肝藏血的功能。此外，春也象徵生長，是農家備耕、春耕的好時節。

當節氣遇上節日：春節

春節是中國最隆重的節日，也是辭舊迎新、闔家團圓的日子。春節期間的飯桌上總少不了各種美食，面對豐盛的菜肴，很多人容易暴飲暴食，因此要合理飲食，在犒勞辛苦了一年的自己的同時，盡量選擇一些低脂、清淡的食材。也可以喝普洱茶、鐵觀音等茶飲，幫助去油脂、清腸胃。同時，春節期間也要休閒適當，規律作息，不要過於興奮而影響了睡眠。

立春偶成　〔宋〕張栻

律回歲晚冰霜少，
春到人間草木知。
便覺眼前生意滿，
東風吹水綠參差。

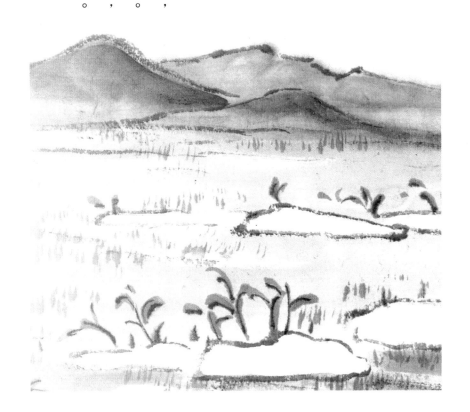

春季首先要讓肝「休息」好。春天在五行之中屬木，與肝相應，肝氣通暢了，身體才會輕鬆。肝氣受損了，就很容易出現疲勞困倦、眼乾目澀等不適。

春天要「捂」。雖然立春之後溫度漸漸升高，但是冷暖空氣不時「相遇」，會使天氣忽冷忽熱，「倒春寒」時常來襲。這個時候還是要以防寒保暖為主，不要着急脫掉厚外套。此時遭遇寒冷，容易引起陽氣鬱結，體內陽氣散發不出去，出現上火症狀。

立春之後要多吃應季綠色蔬菜，為身體補充礦物質、維他命等人體必需的營養物質。由於酸味會影響肝，不利於陽氣的生發和肝氣的疏泄，因此應該少吃些酸味食物。春季肝氣旺盛，肝病易傳到脾，故應在疏泄肝氣的同時養脾氣，可以吃點帶甜味的食物滋補脾，如大棗、龍眼肉、銀耳等。

整個春天要保持心情舒暢，樂觀看待每一件事，用積極的心態去擁抱新的一年。不要動怒，怒傷肝，生氣易使肝陽上亢、肝火旺盛。

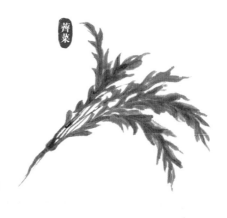

薺菜

◎《黃帝內經》把萬物發芽的姿態叫「發陳」，如果體內陽氣發散不出來，不妨借助「春芽」的力量。

伸懶腰，外出踏青，解乏又升陽

中醫認為：「久視傷血，久臥傷氣，久坐傷肉，久立傷骨，久行傷筋。」因「冬藏」許久，春季肢體剛剛開始舒展，還處於緊繃的狀態，因此運動以輕柔舒緩為主，防止受傷。春季運動主要是為了強身健體，放鬆精神，強度不宜過大。高強度的劇烈運動不僅可能對機體有損傷，還會使身體更加疲乏。

在清晨剛醒來或工作勞累時，伸懶腰是最簡單的立春養生運動了。久坐了一個多小時，站起來伸伸懶腰，活動一下關節，能振奮精神，其實伸懶腰也是需要「技術含量」的。伸懶腰時要使身體盡量舒展，四肢要伸直，全身肌肉都要用力。伸展時，盡量吸氣；放鬆時，全身肌肉要鬆弛下來，盡量呼氣，這樣鍛煉的效果會更好。

高強度的運動往往伴隨着大汗淋漓，導致陽氣生發太過，損傷陽氣。

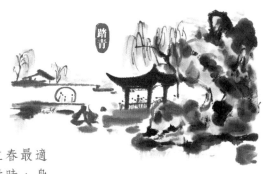

踏青

◎外出踏青是立春最適合的運動。踏青時，身體各部分的活動會促進血液循環和新陳代謝，可以增強體質，提高免疫力。

「咬春」的意思是在立春這一天要吃一些新鮮蔬菜，如春筍、香椿、菠菜、蘿蔔等，既為防病，又有迎接生機勃勃的春天的意味。其中最具代表性的食物就是蘿蔔。立春時節食用蘿蔔，不但可解春困，而且有理氣、祛痰、止咳等作用。北方地區，在立春這天還有吃春餅的習俗，用薄餅卷住蔬菜，咬上一口，唇齒留香。

立春還有「吃三芽」的説法。其中黃豆芽營養豐富；枸杞芽清火明目，適當吃一點可以增強免疫力；綠豆芽解毒下火，立春氣溫回暖，體內的陽氣也在「蠢蠢欲動」，很容易上火，這時候吃點綠豆芽，可以給身體降降火。

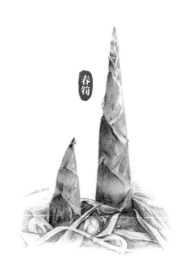

春筍

◎春天是吃春筍的最佳時機。江南地區立春時節一過，地下的筍便開始生長，一片生機勃勃，因此筍也有充滿活力的寓意。

喝杯茉莉花茶，補氣又清肝

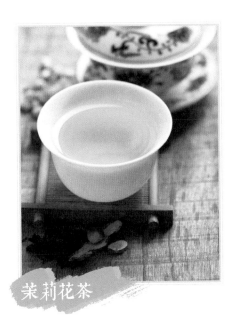

茉莉花茶

茉莉花茶既保持了茶葉苦、甘、涼的功效，又因加工過程為烘製而成為溫性茶，既能幫助驅散一整個冬天聚積在體內的寒氣，又能清肝明目、健脾安神。

/ 材料

o 適量茉莉花茶葉

/ 做法

將茉莉化朵葉放入茶杯中，倒入約 90℃開水，加蓋悶泡 3 分鐘即可。

茉莉花茶經沖泡，靜置片刻後會散發陣陣清香，適當喝茉莉花茶不僅能促進調節全身氣血，提振陽氣，陣陣清香也讓人心情變得更加愉悅。

有人稱小腿為人的「第二心臟」，這是因為腿部靜脈回流主要靠小腿肌肉收縮，如果把小腿照顧好，就等於在身體下部加了一個「泵」，可助心臟一臂之力。

立春養生提倡用「乾洗腳」的方法。具體該怎麼做呢？

乾洗腳

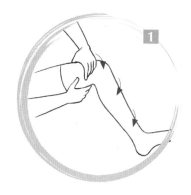

◎雙手緊抱一側大腿根，稍用力從大腿根向下按摩大腿內外側直到腳踝。

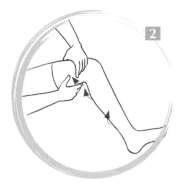

◎再從腳踝往回按摩大腿內外側至大腿根。用同樣的方法再按摩另一條腿，重複10~20遍。

還可採用甩腿、揉腿肚、扭膝、搓腳、暖足、蹬腿等方法來活動下肢，疏通經絡。

空閒時敲肝膽經，促進肝氣疏泄

　　經過一整個冬天的進補，到了立春時節，體內已積聚了太多的「毒邪」，使肝膽負擔太重。肝經在大腿的正內側，就是內褲縫的位置。每天睡覺之前敲打肝經，可疏調肝氣，使肝臟充分排毒。膽經在大腿的外側，就是褲子的外褲縫位置。每天早晨起來，可以敲一敲膽經，疼的地方要重點敲打和推揉，能增強身體免疫力。堅持一個月，就會發現自己變得神清氣爽、精力充沛。

敲肝膽經

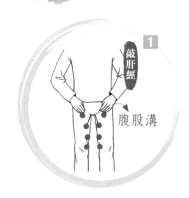

◎雙腳分開與肩同寬，雙手從膝關節內上方開始，敲至腹股溝。不建議空腹或過飽時敲打，敲打 10~15 分鐘。

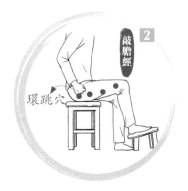

◎坐在椅子上，一條腿放在凳子上，從大腿外側跟盆骨交接處的環跳穴開始，往膝蓋的方向敲。每天敲打雙腿10~15 分鐘。

雨水

起居避濕，調養脾胃

雨水節氣一般是在每年公曆 2 月 18~20 日。古人所說的「雨生百穀」，講的就是雨水之後，草木之氣隨陽氣的升騰而隨之抽嫩芽、煥新生，自然界充斥着沁人的氣息。此時，也正是人體獲取能量的時候。雨水時乍暖還寒，着裝要「上厚下薄」，保護好頸部和臟腑，以免寒濕入侵。而且寒濕之氣容易影響脾胃「工作」，故雨水時節更應當着重養護脾胃。

當節氣遇上節日：元宵節

元宵節的「元」為元月，「宵」為夜晚，指的就是元月裏第一個月圓之夜，所以元宵節又被叫作「元夕、元夜」。元宵節有吃元宵的習俗。製作元宵的主要原材料是糯米，雖然糯米味甘、性溫，能補氣血，但是元宵的糖分和油脂含量較高，並且不易消化，可以吃幾個解解饞，但不要過量。在元宵佳節之際，和家人朋友一起出去賞賞花燈，既歡度了節日，又鍛煉了身體。

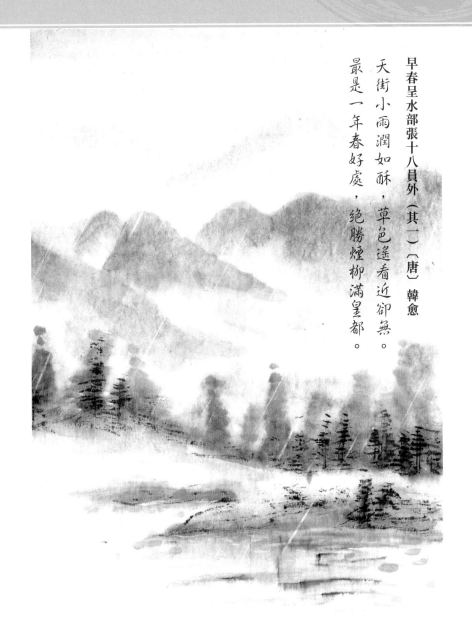

早春呈水部張十八員外（其一）〔唐〕韓愈

天街小雨潤如酥，草色遙看近卻無。

最是一年春好處，絕勝煙柳滿皇都。

喝杯薑茶驅寒氣

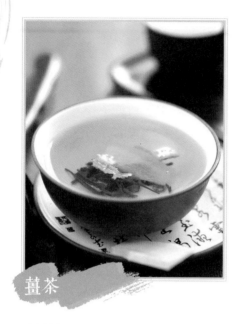

薑茶

/ 材料
o 製香附、生薑片各 10 克
o 陳皮 5 克
o 紅茶 3 克

/ 做法
1. 將製香附和陳皮放入 400 毫升水中，水開後再煮 10 分鐘。
2. 取沸湯沖泡生薑片和紅茶即可。

　　製香附是一種味苦、微甘且性平的中藥材，有行氣解鬱的功效，可以緩解腸胃的脹滿感。此薑茶適用於脘腹（即肚臍到心臟的部分）怕冷和因感受濕寒之邪引起胃部疼痛的人群。每日沖泡 1 次，分早晚兩次趁熱飲用。

雖然雨水時節氣溫回升，但身體內的陽氣還沒有恢復至旺盛狀態，練習「抬頭望月」導引可以喚醒身體，調節體內的氣和代謝。做完之後微微出汗，讓全身陽氣生發，以適應雨水節氣人體及自然的變化。

抬頭望月

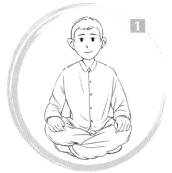

◎起勢：選擇舒適的盤坐姿勢，下巴微收，上身保持挺直，雙手自然放在兩膝上，調整呼吸。

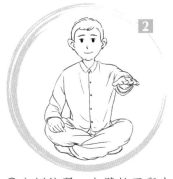

◎左側練習：左臂抬至與左肩同高，稍做停留，目光追隨左手。

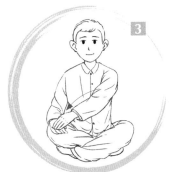

◎左手向上呈弧線劃至身體右側，放在右手上。

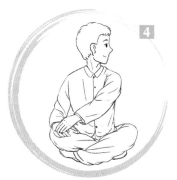

◎頭部向左側轉動。保持此姿勢 3~5 秒。

「抬頭望月」，讓身體靜下來

雨水

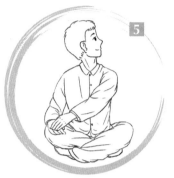

◎向上抬頭，做「抬頭望月」的姿勢，保持 3~5 秒。

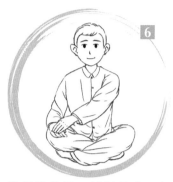

◎頭部還原，目視前方，保持上身挺直，下巴微收，3 秒後放鬆。

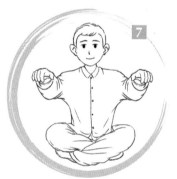

◎放鬆：兩臂慢慢抬起，沉肩，放鬆手腕和手指，調整呼吸，雙手放回雙膝上。

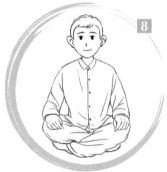

◎右側練習與左側練習姿勢相同，方向相反。左右各做 3 次。

　　「抬頭望月」這一導引通過轉動頭頸部、向遠處眺望、活動雙手和手臂等動作，促進全身尤其是手少陽三焦經、手厥陰心包經等經絡氣血的運行，起到驅寒暖身的效果。

陽陵泉穴位於膝蓋斜下方，小腿外側腓骨小頭（小腿最外側的骨頭的上方）向前凹陷處。按摩陽陵泉穴有清熱化濕、疏通經絡的功效，還可以緩解肝氣不舒。在雨水時節按摩、艾灸或輕柔刮痧陽陵泉穴，可散寒祛濕。

點按、彈撥陽陵泉穴

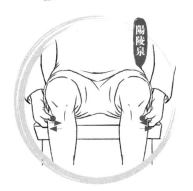

◎採用坐立位，將雙手拇指分別按於兩側陽陵泉穴處，其他四指自然輔助。首先按壓該穴 1~2 分鐘，產生溫熱感；然後用力橫向彈撥陽陵泉穴處肌腱，彈撥 3~5 次為 1 組，進行 2~3 組，以局部產生酸麻脹痛感為度。

這個按摩的方法不受時間、地點、年齡等條件的限制，無論是飯後半小時，還是早上起床後和晚上睡覺前都可以做。做完之後不僅腹部暖暖的，肝膽之氣也通暢了，讓人感覺渾身輕鬆。

摩

摩腹暖腰，促消化

雨水時節，天寒濕重，應注意腰部的保暖，以免腰腹冷痛。

暖腰部

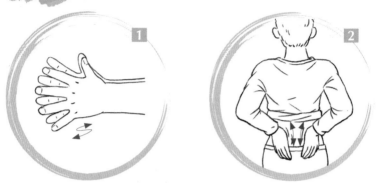

◎雙手搓熱，迅速放置在後腰部兩側，手掌貼緊皮膚，停留片刻，重複 10 次左右。接着上下摩擦腰部 100 次，直到感覺腰部微微發熱即可。可以早晚各做 1 次。

此外，濕冷的天氣讓人不想出門，活動減少，會出現食慾下降、消化不良等腸胃不適。這個時候可以用推拿腹部的方式，促進消化。

摩腹

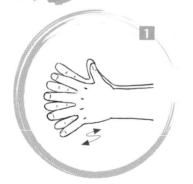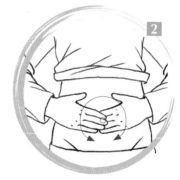

◎雙手搓熱，放在肚臍處 2~3 分鐘，將肚臍捂熱；雙手置於腹部，以肚臍為中心，掌心沿順時針方向按摩 3 圈，再沿逆時針方向按摩 3 圈，以此為 1 次，重複 3~5 次。

俗話說:「人之有腳，猶如樹之有根，樹枯根先竭，人老腳先衰。」腳具有全身的反應點和感應點。中醫一向提倡「寒頭暖足」的養生方式，中醫經絡學認為，足是人體五臟六腑精氣輸注、滙聚之地，人體若受邪氣侵犯，五臟六腑受影響，則足部會產生相應的變化。同時，雙腳也是距離心臟最遠的地方，血液循環相對不暢，且易受寒氣侵襲。故在日常養生過程中，也要注重足部的保暖工作，使足部及人體免受濕寒之氣的侵擾。

雨水時節，作為寒濕偏盛的節氣之一，可選擇每晚睡前用熱水泡泡腳。可以在桶中加入 5 片生薑，每次泡腳 20 分鐘，連泡 2~3 天，有助於強體質、驅寒氣。也可選用前文提到的「乾洗腳」的方式。

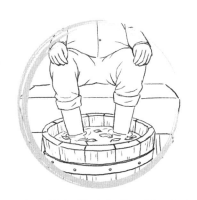

◎泡腳最好選用木質腳桶，加入適量紅花、艾草，加入溫水超過踝部，浸泡 10~20 分鐘，可有效緩解人體畏寒怕冷的症狀，改善虛寒體質。

驚蟄

萬物「驚」醒，護陽扶正氣

驚蟄是二十四節氣中的第三個節氣，一般為每年公曆 3 月 5~7 日。「驚」代表春雷初響，「蟄」即生靈蘇醒。隨着驚蟄的到來，早春便熱鬧起來，開始進入仲春時節。

驚蟄時節，晝夜溫差較大，空氣潮濕，易引發舊疾。應時刻關注天氣變化，提前備好衣物，天氣較暖時也應隨手帶件外套。此節氣也是肺病高發期，尤其是素有肺病的人，要護陽氣，養精神。同時要注意腳部保暖，以扶助體內的正氣。

驚蟄習俗

在驚蟄前後正逢農曆二月二「龍抬頭」。在這一天會「剃龍頭」，也就是理髮，求得一個好兆頭。此外，驚蟄時節，各種蛇蟲都出來活動了，人們會通過大掃除來趕走牠們。古人還會點燃艾草熏屋，或在牆角撒石灰來驅趕蛇蟲。

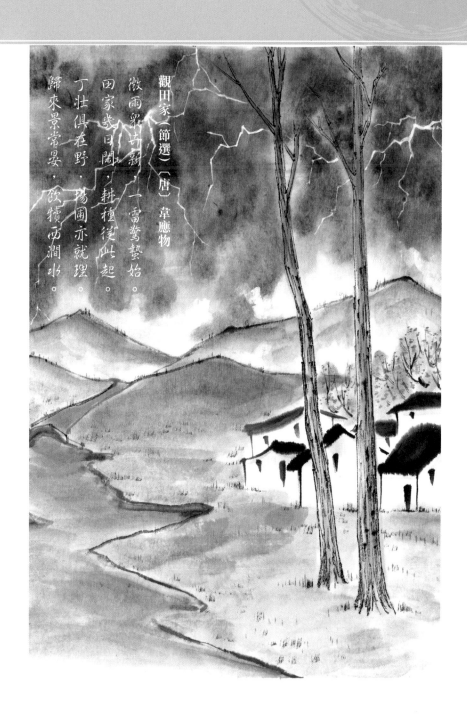

觀田家（節選）（唐）韋應物

微雨眾卉新，一雷驚蟄始。

田家幾日閒，耕種從此起。

丁壯俱在野，場圃亦就理。

歸來景常晏，飲犢西澗水。

驚蟄時期，春雷初響，天氣轉暖，正是扶助正氣的好時機。冬天在體內藏了很久的陽氣開始向外發散。驚蟄時節主氣為風，中醫中有「風為百病之長」的說法，風與寒、濕相伴而生，會侵入人體肌膚毛孔之中，引起皮膚乾燥、瘙癢、急慢性蕁麻疹等，甚至會造成關節疼痛等骨性疾病。在驚蟄節氣，氣溫常一日三變，風邪易挾「毒邪」侵犯人體，應該注意保暖，以此來守住「正氣」。

驚蟄時節，風雨、冷熱不定，應警惕心腦血管疾病的發生，尤其是有基礎性疾病的老年人。溫度升高時減衣防汗，防止氣溫驟升引發腦出血；一早一晚以及氣溫驟冷時注意加衣保暖，防止血壓驟降而造成腦部缺血。寒冷還會引起血黏稠度增高，造成腦血栓，應時刻注意。

居室要定時開窗通風，讓春風緩緩吹過，帶走一年的陳舊，送來新鮮活力。室內通風時，家中人可選擇外出散步，避開室內的「流通風」，尤其不宜在通風時留於室內睡覺休息，以免寒氣侵入。

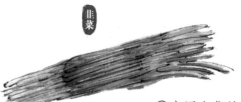

韭菜

◎中國古代就有春天食韭的記載，認為它是「春天第一鮮」，配雞蛋炒着吃，可降壓降脂、潤腸通便，扶助體內「正氣」。

學會曬太陽，勝過吃補藥

驚蟄時節，一聲「驚雷」驚醒了萬物。春光明媚，空氣清新，正是陽氣生發的時節，萬物生長茂盛，機體的功能也開始增強。起居上要「早睡早起」，保證精力充沛，不要熬夜，以免損耗陽氣。

可選擇一些和緩的運動，練練八段錦、五禽戲，讓身體得到拉伸、舒展，在春季是很好的運動方式。

俗話說「學會曬太陽，勝過吃補藥」，在風不大並且溫暖的晴天，多去戶外走走，曬曬太陽，感受大自然勃勃向上的陽氣。陽光能促進體內維他命 D 生成，有利於鈣的吸收，提高免疫力，這對預防兒童佝僂病和中老年人的骨質疏鬆症都十分有益。陽光中的紫外線還是「天然消毒劑」，能殺死多種病原體。此外，人的後背有督脈和膀胱經，曬太陽有利於體內陽氣的生發。

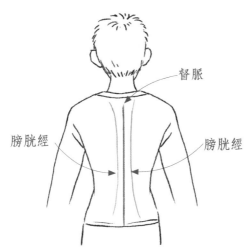

◎背部兩條膀胱經是五臟六腑非常重要的排毒經絡，曬太陽時一定要多曬腰背，至背部微微出汗最佳。

驚蟄

驚蟄時節，膳食養生重在飲食清淡平和之性的食材，達到疏泄肝氣、助生肝陽以及顧護脾胃的作用。在中國一些地區有「驚蟄吃了梨，一年都精神」的說法。人們認為，此時乍暖還寒，各種病毒也都「蠢蠢欲動」，很容易出現咳嗽、感冒等不適。梨有潤肺止咳之功效，生吃可以有效清除體內肺熱，緩解咳嗽等不適。

日常生活中，可以選擇煮梨水，用冰糖蒸梨以及製作梨膏等方法吃梨。但要注意的是，如果咳嗽的時候有痰，那就不適合直接吃梨了，要用梨皮煮水喝，有很好的止咳化痰的功效。同時，吃梨還有助於調和五臟之氣，從而平衡人體陰陽，增強體質，防禦病邪。另外，「梨」與「離」發音相同，在驚蟄這個春耕的節氣中，吃梨也表達了人們對莊稼豐收的美好願望，即莊稼苗遠離害蟲，健康地生長，有個好收成。因此在驚蟄這一天，不妨全家都吃個梨，以圖好的寓意。

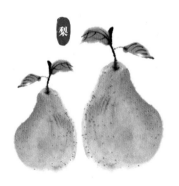

◎梨的種類繁多，包括春梨、雪梨、鴨梨等。其中雪梨香甜多汁，鴨梨可做成梨膏、梨酒等。

驚蟄飲茶，提神醒腦

「驚蟄過，茶脫殼。」驚蟄時期飲茶，不僅可以提神醒腦，還能增強人體免疫。此時肝陽上升，肺系易擾，可選擇桔梗、金銀花等清熱解毒、清肺利咽的茶品。肝陽生動還會驚擾脾氣，導致食慾下降、大便不成形，可選用顧護脾胃之食材、藥材煮水飲用。

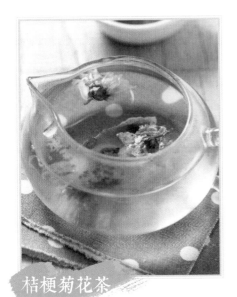

桔梗菊花茶

/ 材料

o 桔梗、金銀花、菊花、胖大海、甘草各適量

/ 做法

將上述材料直接泡茶飲用，或加水小火慢煮 3~5 分鐘，分次飲用即可。

桔梗菊花茶可緩解由於體內鬱熱、寒熱氣溫擾動而引起的咽喉腫痛、咽部不適、牙齦腫痛等症狀。適用於急、慢性咽炎以及春季咽部不適、咳嗽者。

驚蟄

驚蟄導引，收回身體的「氣」

驚蟄的導引養生法多偏於安靜、內收，將呼吸吐納和捲指握固、擴胸展肩等姿勢相結合，以促進人體中焦之氣與自然界之清氣交匯融合，達到調和氣血、五臟並練、收回正氣的效果。

握固煉氣式

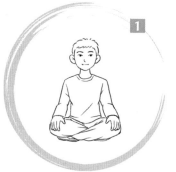

◎起勢：選擇舒適的姿勢和位置盤坐，兩臂放鬆，雙手自然放在兩膝之上，均勻呼吸。

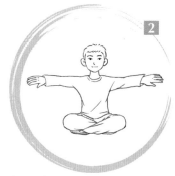

◎兩臂分別向左右45度方向側伸，肩膀保持水平，同時兩臂內旋，使得小指在上，拇指在下，目視前方。

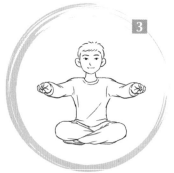

◎將拇指輕抵無名指指根處，其餘四指隨之依次屈攏握拳，手臂外旋使拳眼相對。

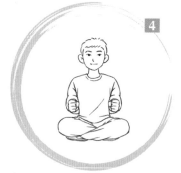

◎收回手臂，置於身體兩側，大臂和小臂呈90度，拳眼向上，拳心相對，目視前方，保持停留，調勻呼吸。

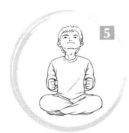 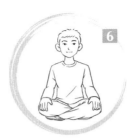 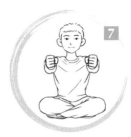

◎雙手握拳至於腰肋處，保持上身挺直，兩臂向後伸展的同時抬頭，感受背部和頸部的拉伸感。

◎頭頸及手臂還原，雙手自然放在兩膝上，全身放鬆。

◎下巴微收，保持頭部在正中位，同時雙手握拳，將兩臂向前伸，與肩部水平相齊。

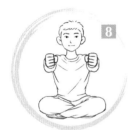 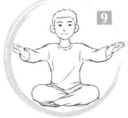

◎目視前方，保持手臂伸直，同時雙拳發力，保持 1~3 分鐘。將手臂收回，全身放鬆。做完動作①~⑧為 1 遍，共做 3 遍。

◎收勢：兩臂向左右 45 度方向側伸，目視前方。沉肩，然後緩緩放下手臂，將雙手放在兩膝之上，自然呼吸，全身放鬆。

　　除了導引法，也可以選擇在空氣清新的早晨，盤腿靜坐一會兒。調勻呼吸，雙手緩慢握成空拳，頭分別向左、向右緩慢轉動。配合上下齒相扣 36 次，漱津 3 次。可改善脾胃功能，緩解眼乾目黃、牙齦出血等症。

驚蟄正是扶助正氣的好時機，應順應萬物陽氣生發的規律，通暢全身的氣血。按摩下面的三個穴位，可以幫助我們在驚蟄時期喚醒身體活力。

按壓風府穴可以令頭腦清醒，緩解咽喉不適，緩解春困。按摩迎香穴不僅可以緩解鼻部不適，還可以宣發肺氣，預防氣溫多變引發的感冒。經常按一按腎俞穴則有助於壯腎氣、消水腫。

按風府穴，緩解咽喉不適

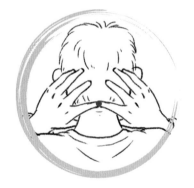

◎位於頸後區，枕外隆突直下，兩側斜方肌之中凹陷中。也就是後腦勺剛長出頭髮的地方向上1橫指處。

先用指腹輕輕抓揉每一寸頭皮，然後將雙手並排，十指分開；自前額至腦後順着梳頭，直至按到後髮際風府穴處，保持停留，手指發力按風府穴20秒左右。

按迎香穴，緩解鼻部不適

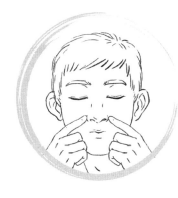

◎在面部，鼻翼外緣中點，鼻唇溝中。雙手輕握拳，食指、中指併攏，中指指尖貼鼻翼兩側，食指指尖處即是。

將雙手食指指腹擦至熱，放在鼻翼處，上下摩擦至鼻翼生熱，再用雙手食指指腹點按迎香穴，有隱隱發熱感即可。

按摩迎香穴可以有效緩解驚蟄時期氣候變化而引起的感冒、鼻炎等症狀。

按腎俞穴，強健腰腎

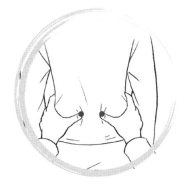

◎腎俞穴位於腰部兩側，第2腰椎棘突下，旁開1.5寸處。肚臍水平線與脊柱相交椎體處，下緣旁開2橫指處。

雙手放在腰間，用拇指按腎俞穴，直至有溫熱感為止。此法可強壯腎氣。

此外，還可以在早上起床後或晚上睡覺前用「推搓兩肋」的方式通達肝氣，喚醒身體。將雙手按在腋下，順肋骨間隙推搓至胸前，雙手接觸時返回，反覆按摩，以肋骨處有溫熱感為度。

驚蟄

春分

內外平衡，防疫抗敏

曆書中有言：「鬥指壬為春分，約行周天，南北兩半球晝夜均分，又當春之半，故名曰春分。」春分一般為每年公曆 3 月 20~22 日。此時萬物開始復蘇，季節逐漸從寒冷的冬季過渡到風和日麗的春季。但早晚溫差仍然比較大，因此要適度「春捂」，預防感冒。此外，春分當天，晝夜平分，陰陽各半，此時的人體也應順應節氣，保持寒暖、陰陽、動靜相平衡的狀態。

春分習俗

俗話說「春分到，蛋兒俏」。在春分這一天，很多地區的小朋友會準備好一個表面光滑的雞蛋，努力將雞蛋豎立在桌子上，以此慶賀春天的到來，這就是「豎蛋遊戲」。春分是玩「豎蛋遊戲」比較合適的時間。這一天，太陽光直射赤道，南北半球晝夜一樣長，受到的太陽引力平衡，當雞蛋在恰當的位置的時候就能豎起來。春分還有送春牛和犒勞耕牛的習俗，圖一個豐收的好兆頭。

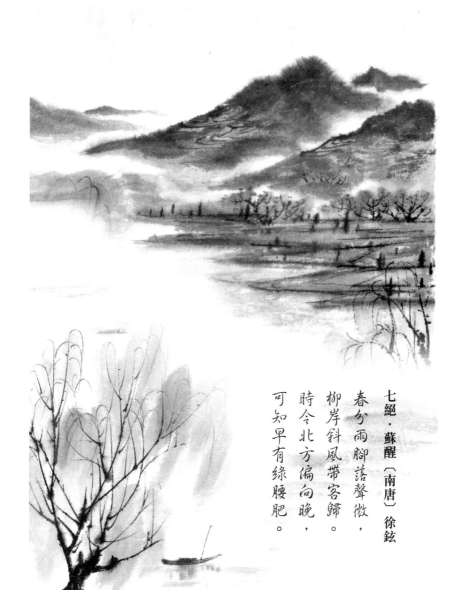

七絕・蘇醒〔南唐〕徐鉉

春分雨腳落聲微，
柳岸斜風帶客歸。
時令北方偏向晚，
可知早有綠腰肥。

預防春瘟和過敏

　　春分是萬物生長的節氣，也是各種「邪氣」，即細菌、病毒容易滋生、傳播的季節。細菌、病毒等微生物繁殖傳播很快，易引發流感、肺炎、支氣管炎、腮腺炎等疾病。春天也是百花爭艷的季節，花粉隨風飛揚，容易引發皮疹、咳嗽、過敏性哮喘、過敏性鼻炎等疾病。因此，在春分要預防春瘟和過敏。所謂春瘟，在中醫裏是指春天流行的疾病。

　　要預防春瘟和過敏，春分時節的養生保健不僅要注意保暖，做到「勿太寒、勿太熱」，還要起居規律。最好選一個天氣好的日子進行一次春季大掃除，在打掃衛生時打開窗戶，保持空氣流通；用濕掃代替乾掃，防止揚塵，注意徹底清潔床下、沙發下、衣櫃等衛生死角；將被褥、地毯等拿至陽光下晾曬。乾淨的居住環境可幫助人體增強免疫功能，防止疾病的侵襲。如果春困得厲害，可以隨身攜帶香囊，以防病祛濕，15 天更換一次。

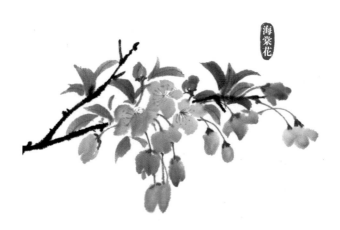

海棠花

◎春分海棠花開，外出賞花，吐故納新，正是投資健康的好時節。

春分時節，氣溫升高，人體內的血液運行速度加快，為應對外界環境變化，體表血供增加，而腦內供血減少，就會導致缺氧，造成很多人白天感覺困倦疲乏，頭昏欲睡，這就是人們常說的「春困」。春分時節頻繁打哈欠也預示着缺血性腦卒中的發生；高血壓、高血糖、動脈粥樣硬化等慢性病復發時，也會引起頭昏眼花等併發症狀。中老年人應時刻警惕，以免延誤治療。

　　那麼怎麼預防「春困」呢？

　　1. 晚睡早起。保證充足的睡眠很有必要，但是睡眠宜足卻不宜長，不可貪多。盡量做到夜卧早起，晚上 9~11 點入睡，太陽升起的時候起床。

　　2. 積極鍛煉。要多去戶外呼吸新鮮空氣，適當活動，振奮精神。注意不要大汗淋漓，緩解疲勞即可。

　　3. 空氣流通。多開窗通風，提高室內氧氣含量，改善缺氧狀態。

　　4. 飲食適宜。缺乏維他命 B 群可能引發「春困」，因此可以多吃一些富含維他命 B 群的蔬果等，如菠蘿、枇杷、芹菜、莧菜、菠菜等。

莧菜

◎春分時節，將莧菜和魚片煮湯，即「春湯」，可提高抗病力。

春分前後，春陽之氣上升快，氣候逐漸轉暖，但此時氣溫水平仍然較低，忽冷忽熱。加之此時人體血液循環和激素分泌提升，往往容易導致陰陽失調。

　　「春捂」正是順應了此時陽氣生發的養生方法。人們經歷了一個棉衣「捂」過來的冬天，代謝功能較弱，面對春分時節冷暖空氣交替頻繁，晝夜溫差較大的氣候變化，不能迅速適應。此時要做到「勿太寒、勿太熱」，預防感冒等呼吸道疾病的發生。「春捂」要把握一定限度，不能過分增添衣物，避免汗出過多而損傷人體陰陽之氣。

　　老年人，特別是 65 歲以上的老年人更應該注意「春捂」。老年人對寒氣比較敏感，有肩頸疾病的老年人要注意肩部與脖頸的保暖，防止疼痛加重。既往患有高血壓、心臟病的老年人要時刻注意防寒保暖，謹防由於氣溫驟變而引起的中風、心肌梗死等疾病。

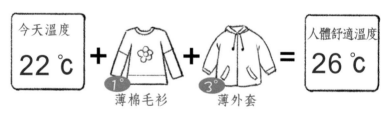

◎「春捂」時不能過分增添衣物，一件毛衫加一件薄外套，外出時身體微微出汗，就是合適的。

春分爬山，提精氣神

　　在這春光明媚的好時節，遠離都市的喧囂，投身到大自然的懷抱，或踏青郊野，或登山遠眺，實為人生樂事。

　　春分正值冬春交替之際，萬物萌芽，這時候空氣中負離子的含量極多，空氣清新，可選擇天氣適宜的時候與好友結伴登山，擁抱簇新的自然。

　　爬山不僅能增強人體器官組織的機能，全面鍛煉身體，提高免疫力，還可以愉悅心情。爬山前要做好熱身活動，保持呼吸節奏，避免在運動中受傷。根據身體實際情況選擇合適的爬山高度和時間，以身體舒適、無明顯氣喘為宜，坡度不宜過大，時間不宜過長，速度不宜過快。如果感到疲勞，或有胸悶、心慌、出虛汗等不適，要立即停止運動，就地休息，千萬不可勉強堅持，老年人要特別注意關節是否出現不適。

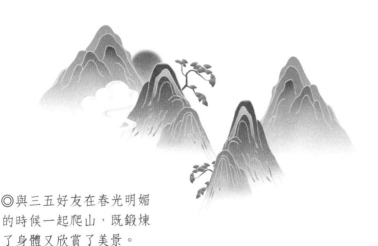

◎與三五好友在春光明媚的時候一起爬山，既鍛煉了身體又欣賞了美景。

食

薑汁嫩菠菜，養肝又潤燥

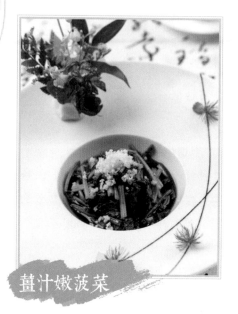

薑汁嫩菠菜

春分是各種植物萌生嫩芽的好時節，蒜苗、香椿、菠菜等都是正當季蔬菜，民間素有「春分吃春菜」的習俗。比如韭菜具有補陽的功效，可增強人體脾胃之氣；豆芽、菠菜、萵筍等有助於活化機體功能；草莓等營養豐富的水果，能潤肺生津、滋補養肝。

/ 材料

o 菠菜 300 克

o 生薑 1 小塊

o 生抽、麻油、白砂糖、鹽各適量

/ 做法

1. 菠菜去根，洗淨，切成 6 厘米左右的段；生薑去皮，切粒備用。

2. 鍋中放入適量水燒開，放入菠菜焯熟；將菠菜撈出過冷水，裝盤。

3. 將薑粒和適量生抽、麻油、鹽、白砂糖調成均勻的調味汁，把調好的調味汁澆在菠菜上即可。

中醫特色療法中，有一種在特定時節刺激穴位以提高機體免疫力的方法，名為「節氣灸」。在季節交替的時候，許多年老體弱之人有的病情加重，有的誘發宿疾，或是變生新病。此時進行節氣灸，能調動人體潛能以應對環境變化，達到防病保健的功效。

春分的「節氣灸」可以用陳年艾絨做成艾條，點燃後在大椎穴、風門穴、肝俞穴等穴位施灸，使局部皮膚出現紅暈為宜，不可過熱。艾灸時間一般在 15~30 分鐘為宜，3~5 天艾灸 1 次即可。除艾灸外，堅持每天按摩、拍打肝膽經，有助肝氣條達；堅持每天用溫熱水泡腳和梳頭 100~200 下，有助全身氣血暢通。

艾灸大椎穴、風門穴、肝俞穴

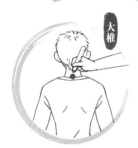

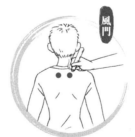

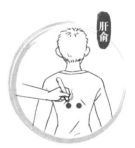

◎正坐低頭時，位於頸部下端，第 7 頸椎棘突下凹陷處。即頸背交界椎骨高突處椎體下緣凹陷處。

◎位於背部，第 2 胸椎棘突下，旁開 1.5 寸。左右各一穴。低頭屈頸，頸背交界處椎骨高突處向下推 2 個椎體，下緣旁開 2 橫指處即是。

◎位於背部，第 9 胸椎棘突下，旁開 1.5 寸。左右各一穴。肩胛骨下角水平連線與脊柱相交處，下推 2 個椎體，正中線旁開 2 橫指處即是。

清明

柔肝養肺，散寒保暖

清明一般為每年公曆 4 月 4~6 日。清明起初用以指導農業生產，後來漸漸有了掃墓祭祖、春遊踏青等習俗。

清明，即天清地明，「萬物皆潔齊而清明」。從清明開始，氣溫升高，雨水量也比之前增加。這一階段處於仲春與暮春相交之時，正是冷暖空氣交替相遇之際，不管是空氣還是陽光，都乾淨清爽。但是清明晝夜溫差明顯，這時候更要注重身體的養護，飲食以清淡為主，做好保暖工作。

當節氣遇上節日：清明節

清明這一天，人們會去掃墓祭拜，表達思念和敬重之情。清明節這一天還有插柳的習俗，一是為了紀念農業之祖神農氏，二是為了紀念介子推。古人會在清明節這一天在風箏上畫上表示疾病或災難的畫，出門迎風放風箏，在風箏飛到空中的時候剪斷線，希望將霉運隨風一起放走。還會到野外採摘多薺菜花，曬乾搓成草柱，然後點燃熏屋，熏走蚊蟲。

清明　〔唐〕杜牧

清明時節雨紛紛，
路上行人欲斷魂。
借問酒家何處有，
牧童遙指杏花村。

清明時節是清氣上升的時候，應多食柔肝養肺之品，遠離肥甘厚味。此時枯木逢春，是肝膽之氣生發的時候，可以適量吃一些具有升發之性、味道偏於辛辣的食物，以鼓動體內肝膽之氣，化解冬天儲藏的能量，使其發散到體表。同時清明空氣中濕氣較重，適量吃點辣還能出汗排毒。當然也要多吃蔬菜和水果，以防上火，聖女果、小白菜等都是很好的選擇。清明時節仍然屬春季，還是要以養肝為主，可以吃諸如大棗、豆製品、動物血等對肝臟有益的食物，使肝得到滋補，也能預防肝臟功能下降。清明時節尤其不宜飲酒，可以以茶代酒，保肝護肝。

清明時體內肝氣特別旺盛，肝火過旺，脾的功能減弱，如果吃得不對，則有可能使人情緒失調，導致氣血運行不暢。因此酸味的食物應適當減少，以免助長肝氣，要「省酸增甘」，多食富含蛋白質、碳水化合物的食物，如蛋、奶、瘦肉及各類主食等。酸味食物如奇異果、檸檬、山楂、烏梅等，應適量少吃。

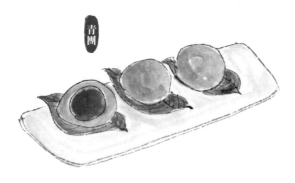

青團

◎青團是清明時節江南地區的應季美食。但中老年人不宜多食，以免攝入過多熱量。

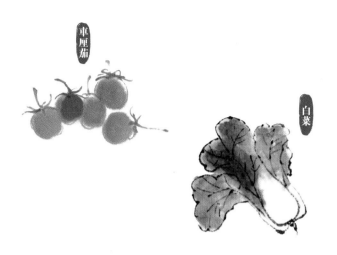

車厘茄

白菜

　　清明節也要慎食發物。發物一般是指有刺激性，容易誘發或加重某些疾病的食物。這個時候人體陽氣向上向外生發，內外陰陽不穩定，氣血處於失調的狀態，容易誘發心血管系統、消化系統、呼吸系統等的疾病，甚至加重皮膚病等。

　　慎食的發物有鹹菜、竹筍、毛筍等蔬菜；鱈魚、帶魚、蝦、螃蟹等水產品，尤其是海產品；雞肉、豬肉、鵝肉、驢肉等禽畜類。養生保健最重要的是要做到營養全面和均衡，而非堅決不吃發物。正常來說，適量食用發物一般不會引起不適。

　　由於在清明這一天有祭祖掃墓的傳統，因此有些人難免會觸景生情，思緒繁多，心情多有悲傷。如果不及時宣洩，不僅會阻礙體內陽氣的生發，還會傷肝，因此要適度發洩。無論是大哭一場，還是向別人訴苦，或是外出散心，都是讓自己平靜下來的不錯的選擇。如太過憤怒，也應及時宣洩出來，而不要生悶氣。

　　清明時節運動強度不宜過大。運動的目的是強健體魄，不需要高強度的劇烈運動，應避免大汗淋漓，防止陽氣生發太過，氣隨汗脫。而太極拳動作舒緩，適合春季練習。

　　練太極拳時要保持深、長、細、緩、勻稱的腹式呼吸，不僅可以增加胸腔的容氣量，而且還能提高心肺功能。太極拳不需要有太好的運動基礎，它靈活性大，也沒有年齡限制，可以鍛煉到身體的各個部位，可以改善骨質結構，提高筋腱韌性，對關節炎、頸椎病、肩周炎、腰椎間盤突出等有很好的康復作用。

　　養生保健，打簡化的太極拳就可以了。這裏給大家推薦幾個動作。

紮馬步，鍛煉腿部肌肉

　　紮馬步可以鍛煉腿部肌肉和經絡，增強大腿股四頭肌的力量，進而更好地保護膝關節。

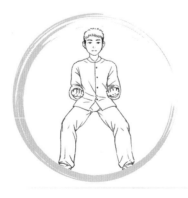

◎雙腳分開略比肩寬，慢慢下蹲，想像臀部下面有一張椅子，保持身體穩定並且臀部不碰到「椅子」。如果一開始做不到，可以先背部靠着牆，身體適應之後再練習。

單鞭，調和臟腑

這個動作柔和，既能起到清利頭目、疏通經絡的作用，又有助於內在臟腑的協調。

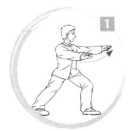 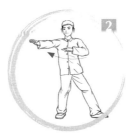 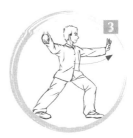

◎身體重心放在左腿上並下蹲，右腳尖稍微內八。同時身體向左轉，帶動手臂向左移動，直至兩臂伸直。

◎雙手成按掌型，兩掌收於腹前，用腰部力量帶動手臂向右轉動，右臂伸直，左臂置於胸前。

◎右手成吊手，左手手掌翻轉向前。提左腿向左側邁出，同時左手向左前側推出，右手保持吊手。

拍擊放鬆法，緩解疲勞

這個動作可以放鬆肩部肌肉，緩解疲勞。注意用腰的力量帶動，旋轉時不要旋轉膝蓋，不要甩頭，腰部以下保持不動。

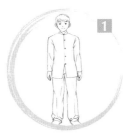 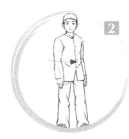 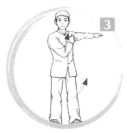

◎雙腳站立與肩同寬，肩、胯與足外踝呈一條直線，雙手臂自然下垂，兩肩微沉，雙手掌心相對，均勻呼吸。

◎微微屈膝，以腰部為軸向左旋轉。

◎左旋時將左臂向左伸直，同時用右手拍打左肩。左右兩側交替進行。

清明吃螺肉，降脂又利濕

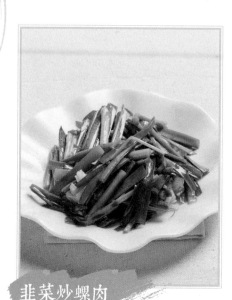

韭菜炒螺肉

俗話說：「清明螺，賽肥鵝。」這時候正是螺肉肥美的時候，讓許多「吃貨」欣喜不已。可以將螺肉與蔥、薑、蒜或韭菜一起炒食。

/ 材料
o 青殼螺 1000 克
o 韭菜 200 克
o 鹽、料酒、醬油、醋、植物油各適量

/ 做法
1. 將青殼螺用清水養 1~2 天，再大火燙熟撈出，挑出螺肉並洗淨；韭菜洗淨，切段。
2. 小碗內放鹽、料酒、醬油、醋拌成調味汁。
3. 鍋內放油燒熱，放入韭菜翻炒至斷生，再放入螺肉，淋入調味汁炒熟即可。

在清明時節做一道新鮮又好吃的韭菜炒螺肉，既清熱利濕，又降脂通便，享受美味的同時也能滋補陽氣。

清明喝綠茶，降火利膽

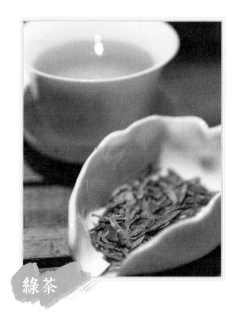

綠茶

「且將新火試新茶」，清明溫度適宜，但風比較燥，體內陽火又盛，適合喝點綠茶或花茶，清熱潤燥。

/ 材料

○ 西湖龍井或碧螺春等綠茶 5 克

/ 做法

1. 取適量茶葉放入茶杯中。
2. 將 80℃左右的水倒入茶杯中沖泡即可。

綠茶具有利水祛濕、清肝利膽的功效，同時也可以促進血液循環，加快新陳代謝。泡茶建議使用 80℃左右的水，溫度過高容易破壞茶葉的營養成分，溫度過低則影響口感且不易析出營養成分。

「開弓射箭式」，調理肝膽

清明時練習導引術中的「開弓射箭式」，可疏肝利膽，使氣血通暢。練習時，兩臂如拉弓射箭一般，讓體內的內勁、內氣如箭一般蓄勢待發。

開弓射箭式

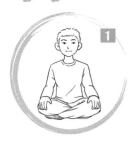

◎起勢：做導引之前先找到舒服姿勢，正身端坐，雙腿盤起，均勻呼吸，放鬆身心。

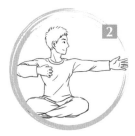

◎兩臂分別向左右兩側伸直，拉弓的手為半握拳，另一隻手自然成掌。右手移動至左胸前，半握拳做拉弓狀，目視左手。

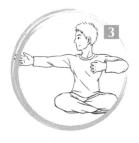

◎還原，反方向重複動作。左右各做五六次。結束後恢復到起勢的姿勢，放鬆全身。

「開弓射箭式」可改善頸、肩、胸背、手臂等部位的不適。練習時雙手臂應盡量與肩部平行，做動作時不要晃動身體，保持身體穩定。

清明降雨較之前增多，人體易濕氣重，可以選擇至陽穴、命門穴艾灸，起到通暢體內陽氣的功效。中醫有言：「頭面合谷收」，選擇合谷穴艾灸，有祛風散寒、緩解頭面部不適的作用；配合艾灸膈俞穴，可預防感冒、皮膚病。

艾灸至陽穴、合谷穴、命門穴、膈俞穴

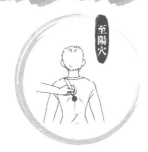

◎兩側肩胛骨下角連線與後正中線相交處椎體，下緣凹陷處即是。

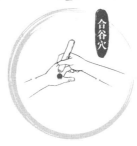

◎又名虎口，位於第2掌骨橈側中點處。輕握拳，拇、食指指尖輕觸，另一手握拳外，拇指指腹垂直下壓即是。

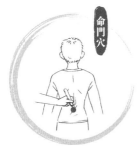

◎肚臍水平線與後正中線交點，按壓有凹陷處即是。

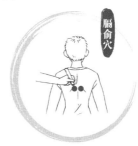

◎肩胛骨下角水平連線與脊柱相交椎體處，下緣旁開2橫指處即是。左右各一穴。

一般於清明前後 3~5 天艾灸 1 次，用艾條溫和灸或艾炷間接灸，每次 30 分鐘即可。

清明「節氣灸」，祛風散寒

穀雨

最宜清補，保護肝脾

穀雨一般是在每年公曆 4 月 19~21 日，是春季的最後一個節氣，寓意「雨生百穀」。隨着穀雨的來臨，春天的一切漸漸散去，熱鬧的夏天加快步伐走來。在這一時節，身體消化功能比較旺盛，所以是進補的好時機，要遵循清補的原則，不要給消化系統帶來太大的負擔。此時降水明顯增加，田中的秧苗初插、作物新種，最需要雨水的滋潤，正所謂「春雨貴如油」，這時候的雨水能促進農作物更好地生長。

穀雨習俗

「穀雨過三天，園裏看牡丹」，人們以此來形容這一節氣百花盛開的人間春色。穀雨時節牡丹花開得特別嬌艷，古時候人們會摘下牡丹花，用來泡茶或者做成糕點。部分人也會摘下松樹的花，和蜂蜜一起做成香甜的松花餅，不僅口感清甜，而且可以潤肺祛濕。古人還有用桃花水洗浴的說法，取下盛開的桃花用來泡澡，可以清心祛火，避難消災。

老圃堂 〔唐〕曹鄴

邵平瓜地接吾廬，

穀雨乾時手自鋤。

昨日春風欺不在，

就床吹落讀殘書。

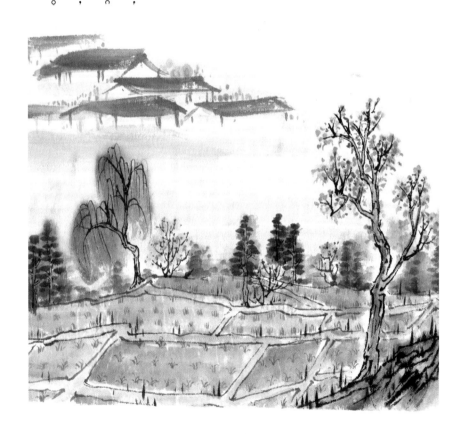

穀雨穿衣有「三暖」：暖背、暖腳、暖肚臍

穀雨時節，天氣忽冷忽熱，容易感冒。對於捉摸不定的天氣，很多家長寧可給孩子多穿，也不願意孩子受寒。其實，「春捂」也要有度，15℃是春捂的臨界點，超過15℃度就要減衣，再捂下去反而容易誘發「春火」。孩子體內產生的熱與潮濕一相遇，就容易生病。反觀很多年輕人，迫不及待地開始像夏天一樣穿衣服，其實季節還沒有到，濕氣很容易從裸露的部位進入體內。

穀雨節氣穿衣應注意「三暖」：即暖背、暖腳、暖肚臍。女生尤其不要在陰雨天穿超短裙、露臍裝、薄絲襪和露腳後跟的鞋，寒從腳底生，這樣穿衣服容易濕寒入身，時間長了，會引發月經不調等婦科疾病。孩子可以多加個兜肚，老人可戴護腰、護膝來保暖。因為下雨頻繁，平時衣物比較潮濕，所以建議穿一些棉質衣服，注意勤換貼身衣物。

很多人為了體形美，習慣穿緊身，這樣不僅會影響氣血運行，而且對皮膚也不好。因為穀雨是一個舒張、開放、宣洩的節氣，所以無論從身體上還是心理上，都應該讓自己無拘無束。

薄款棉毛衫

厚款棉毛衫

薄外套

抓絨衣服

厚羊毛衫

棉背心

稍厚棉衣

薄款羽絨服

厚款羽絨服

◎體感的舒適溫度為 26℃，家長可以參考各類衣服的保暖程度，給孩子適量增減衣物。

穀雨前後十五天，脾處於旺盛時期，這個時候食慾容易變好，可適當進行輕補，但不宜過量，烹飪上要少油、少鹽、少糖。腸胃有積熱的人一旦飲食不節，就容易上火，甚至誘發春季腹瀉、胃炎、胃潰瘍等疾病。

中醫「五色」理論認為黃色入脾，即黃色的食物可以養脾，在此節氣不妨多吃。此外，中醫還有「五味」理論，即酸、苦、甘、辛、鹹。其中，甘味是入脾的。「春日宜省酸，增甘，以養脾氣」，否則肝火旺容易損傷脾胃，適當吃些偏甜的食物較為合適，比如適當多吃山藥、百合、木耳等，熬煮成粥最養脾胃。

穀雨節氣後空氣濕度逐漸加大，需防「濕邪」侵襲傷身，在飲食中增加一些利水滲濕的食物，如粟米、茯苓、冬瓜、薏米等。

穀雨前後肝臟氣伏，心氣逐漸旺盛，應適時補氣血，但又不能大補，可適當食用蒲公英、紅蘿蔔、黑豆、栗子、豬肝等相對平和的食材，不僅可以提高身體素質，抵抗春瘟，而且還可為安度盛夏打下基礎。

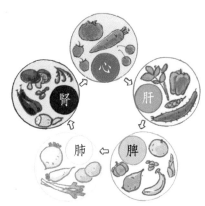

◎藥補不如食補，五色搭配，滋養五臟。穀雨時節推薦多吃小米、馬鈴薯、南瓜、香蕉等黃色食物，滋養脾胃。

香椿拌豆腐，滋陰又護肝

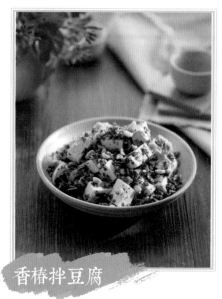

香椿拌豆腐

人們把採摘和吃香椿叫作「吃春」。所謂「雨前香椿嫩如絲」，穀雨前後正是香椿上市時節，此時香椿醇香爽口，營養價值高。香椿具有祛暑化濕、清熱解毒的作用，還含有維他命 C，有助於提高免疫力。

/ 材料
o 香椿芽 300 克
o 豆腐 200 克
o 鹽、麻油各適量

/ 做法
1. 將香椿芽洗淨，放入沸水中焯 1 分鐘，撈出切碎。
2. 豆腐切塊，入沸水中焯 2 分鐘撈出，放入涼水中浸泡一下，撈出裝入盤中備用。
3. 豆腐上撒上香椿碎，加鹽，淋上麻油拌勻即可。

此外，穀雨可適當多吃一些滋陰的食物，如梨、苦瓜、蕨菜等。但患有風濕的人不宜吃生冷性涼的食物；體內有內火的人不要吃辣椒、生薑等溫熱助火之品。

一杯穀雨茶，清熱又利濕

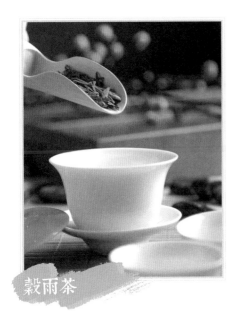

穀雨茶

《神農本草經》中有記載：「雨前茶，久服安心益氣……輕身不老。」適當喝茶不僅可以補充體液，增強血液循環，促進新陳代謝，還有利於消化吸收，減少代謝產物和毒素對身體的損害。

/ 材料

o 綠茶或花茶適量，如碧螺春、黃山毛峰、玫瑰花茶等

/ 做法

取適量茶葉放入茶杯中，再將沸水倒入茶杯中沖泡，待稍微涼後即可飲用。

用喝剩下的茶葉水洗臉，能預防皮膚病，使臉部皮膚光澤滑潤柔軟。用紗布蘸茶水敷在眼部黑眼圈處，每日 1~2 次，每次 20~30 分鐘，有助於消除黑眼圈。

「六字訣」吐故納新，牽動氣血運行

六字訣是一種吐納法，通過六個字不同的發音口型，以牽動經絡氣血運行。準備動作：兩腳分開，與肩同寬，保持身體成一條直線，抬頭挺胸，鬆腰鬆胯，雙膝微屈，全身放鬆，自然呼吸。(按：請以普通話發音)

「噓」字功，平肝氣

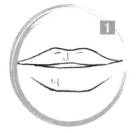

◎口型為兩唇微合，有微微繃緊的感覺，舌尖向前並向內微縮，上下牙齒之間留一點縫隙。呼氣念「噓」字。

「呵」字功，可補心

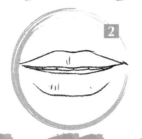

◎嘴半張開，以能插入自己的拇指為度，兩腮有被向後拉的感覺，舌頭貼於下顎，下頜放鬆。呼氣念「呵」字。

「呼」字功，培脾氣

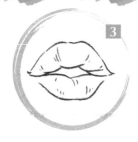

◎嘴唇撅起使成圓形，如管狀，舌向上微卷，用力前伸。發「呼」字。

「呬」字功，能潤肺

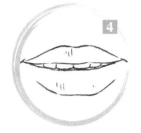

◎兩唇微向後收，上下牙齒留一點縫隙，舌尖頂在下牙後。呼氣念「呬」字。

「吹」字功，補腎氣

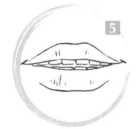

◎嘴唇撅起成撮口，然後兩嘴角向後咧，微微向上翹，唇出音。呼氣念「吹」字。

「嘻」字功，理三焦

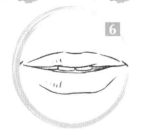

◎形似微笑的嘴型，舌稍後縮，舌尖向下，有喜氣自得之貌。呼氣念「嘻」字。

　　全態練習每個字，練習 6 次為 1 遍，做一次調整，再進行下個字的練習，早晚各完整練習 3 遍，日久必見效。

穀雨時節，可以在晚上拍打肝經，早上拍打膽經，配合經絡按摩，不僅可以理清體內的濁氣，還能讓順時養生事半功倍。

寬胸法，疏通經絡

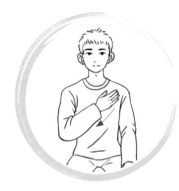

◎找到合適的坐姿，右手手掌放在左乳上方，適當用力拍擊並漸漸向另一側移動，來回拍打 10 次。也可以將右手緊貼胸口，橫向用力擦動 20 次；或將手放在腋下，沿腰側由上至下來回按摩，直至發熱。

擦側腹，健脾理氣

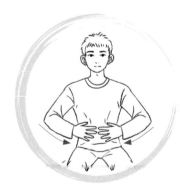

◎找到合適的坐姿，雙手分別放在兩脅肋下，同時沿斜下方的方向，從小腹按摩至恥骨，反覆20 次。

拿腰肌，運行氣血

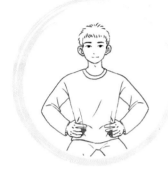

◎找到合適的坐姿，雙手虎口卡在兩側腰部肌肉處，由上往下至髂部（即腰部下面，腹部兩側），適當用力捏腰部肌肉，反覆 10 次。

常梳頭，開竅寧神

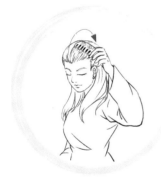

◎中醫認為人體十二經脈和奇經八脈都滙聚於頭部，每天可以用手指梳頭，也可以用牛角或桃木梳子，由前額向後梳，力度適中，動作柔和，頭皮有熱、脹、麻感為宜，早晚各一次效果更好。常梳頭可加強人體經絡與全身各組織器官之間的溝通。

　　如果家中有孩子，這段時間可以幫孩子捏脊，三捏一提，對體弱的孩子特別適用。

立夏

心氣通夏，重在養心

立夏一般為每年公曆 5 月 5~7 日，是夏季的第一個節氣。迎來了立夏，也就迎來了夏天。萬事萬物從欣欣然睜開眼的「慵懶」逐漸變成「火熱」狀態。風和太陽都變得火熱。雨量開始增多，蔬果也開始成熟，自然界迸發出比春季更濃郁的生機。夏季是人體陽氣旺盛、心氣長旺的季節。夏季應該順應陽氣的升發，保護心氣，避暑護陰。

立夏習俗

某些地方有「立夏坐門檻，夏天疲倦多病」的說法。因為夏季雨水多，木頭做的門檻裏面會吸收水分，太陽曬過之後裏面的潮濕之氣會發散，對人的身體不好。

以前立夏還有稱體重的習俗，人們會在木秤中間掛起一個凳子，讓小孩子輪流坐在凳子上稱體重，寓意稱出好福氣和好運氣。

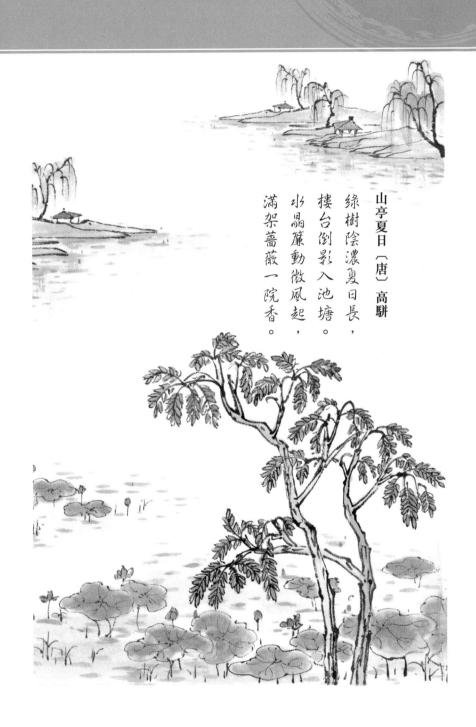

山亭夏日 〔唐〕高駢

綠樹陰濃夏日長，
樓台倒影入池塘。
水晶簾動微風起，
滿架薔薇一院香。

夏季從立夏開始至大暑結束，是陽氣最盛的季節。人體與自然界萬物一樣，也是陽氣向外發散，氣血運行旺盛，陽氣發散在體表，體內陽氣相對不足。因此，夏季養生的總原則為「養陽、養長」，養生的重點從「護肝」轉為「養心」。

心與夏氣相通應。在夏季，心陽最為旺盛，功能最強，也最為繁忙。而暑氣易傷心，故夏季養生中尤其應該顧護心陽，保護心氣，避暑護陰。暑氣逼人，人體汗液大出，而「汗為心之液」，陽氣易於耗散，所以夏季要「養陽」。

夏季以暑熱和濕邪為主要特徵，人體消耗相比其他季節會大很多，暑濕之氣容易乘虛而入。而人體難以通過水分蒸發來保持熱量的平衡，導致體溫調節功能紊亂，發生中暑。所以，夏季養生要注意防暑祛濕。可以多吃新鮮蔬菜瓜果，適當攝入一些優質蛋白，保持熱量供給。多吃茯苓、蓮子、百合等養心安神的食物，少吃過於辛辣刺激、過鹹的食物。

夏季人們起得早，而晚上相對睡得晚，易造成睡眠不足，即老百姓常說的「夏打盹」。可以在中午閉目養神一會兒，調整狀態，也即在「養心」。

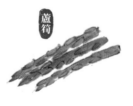

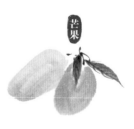

◎夏季補水，適當吃清涼解暑的水果，按時進餐，多吃時令蔬菜，都有助於保持良好的身體機能。

不可貪涼，謹防外感

明代醫學家張景岳有言：「今人有春夏不能養陽者，每因風涼生冷，傷此陽氣。」立夏處於春夏之交，雖說天氣逐漸炎熱，但此時因晴雨變化無常，氣溫波動較大，早晚仍比較涼，要適當添加衣物，最好常備一件長袖衣，依外界環境隨時加減衣服。睡覺時要做好保暖工作，以防受涼生病。同時，應減少或適度使用風扇和空調，空調溫度盡可能調得高些，使用風扇和空調時不可正對風口，謹防受涼，特別是患有關節炎、慢性腸炎等疾病的人群。上班或在家期間，不宜在空調房呆太久，可到陰涼的戶外如樹蔭下，呼吸新鮮空氣。

立夏節氣，人們汗出較多，腠理大開，極易受到外邪侵襲，導致風熱感冒。因為氣溫波動較大，即使是平素體健之人，也容易患上呼吸道疾病如感冒、過敏性鼻炎等。

需要顧護陽氣，就不宜飲用冰鎮飲料或大量食用冰鎮西瓜等寒性食物，以防寒邪侵襲腸胃。日常解渴可選擇溫熱的白開水或是淡鹽水。如果經常呆在空調房，更應多補充水分。

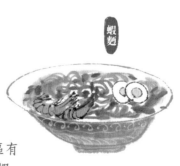

◎立夏時，閩南地區有吃蝦麵的習俗，「蝦」與「夏」同音，以此表達對夏天的祝願。

「目宜長運」，趕走疲勞

　　唐代名醫孫思邈，雖然年過百歲，但眼睛不花。「目宜長運」是他平時常用又流傳下來的養眼功法。現代人長時間閱讀或使用手機、電腦，容易引起乾眼症或者出現視力下降、易流淚的症狀。可以做眼保健操或多活動眼球，以緩解眼睛乾澀及疲勞。

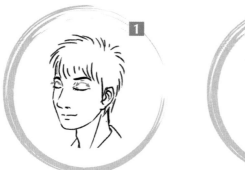 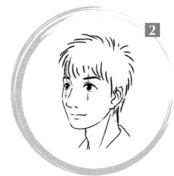

◎吸入清氣，閉上眼睛，轉動眼球，向左右方向各轉 7 次，再快速睜開眼睛，快速看前方物體，能感覺眼內有熱氣。轉動眼球時，短暫地憋氣，睜眼時盡力呼出濁氣，做 7 遍。

　　通過眼睛的運動，使眼內經絡氣血通暢，以達到消除睫狀肌緊張或痙攣，緩解眼睛疲勞及消除初期翳狀贅肉（即在接近角膜一側的結膜充血，形成三角形的血管纖維膜，多為紅白色）的目的。立夏時節，在午睡前轉一下眼球，可以增強午睡質量，提高下午工作或學習的效率。

百合蓮子粥，安神又解暑

立夏時節，飲食調養宜增酸減苦，以助肝調胃、養心安神，忌吃得過於油膩、過鹹，中老年人宜以粥及湯品為主。

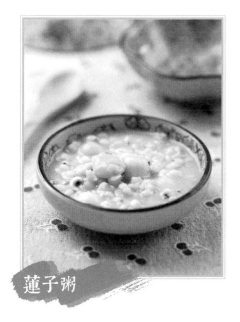

蓮子粥

/ 材料

o 百合 30 克

o 蓮子 10 克

o 粳米 100 克

/ 做法

1. 將百合、蓮子及粳米淘洗乾淨。
2. 將洗淨的食材放入鍋中，加適量水，用大火煮開後，改小火燉至粥爛即可。

百合性微寒，味甘、微苦，有潤肺止咳、清新養神的作用。與蓮子搭配，起到事半功倍的效果。此粥尤其適合心煩易怒、失眠多夢的人群食用。

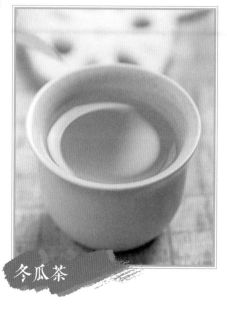

冬瓜茶

喝「立夏茶」，迎接夏日

立夏是一年新茶初焙、悠閒品嘗的好時節。民間一直有喝「立夏茶」的習俗，認為「不飲立夏茶，一夏苦難纏」，即指喝「立夏茶」，可消解酷暑、清除百病，安然地度過夏天。此外，此時氣溫升高，人體新陳代謝旺盛，使人體水液丟失過快，適當飲茶，可補充機體水分。

/ 材料

o 冬瓜適量

/ 做法

將冬瓜洗淨，切片煮水，煮沸待涼後，即可飲用。

冬瓜茶具有清熱解毒、生津止渴、清肝明目之功效，是夏季養生保健的理想飲品。除此以外，在立夏之日還可飲用蒲公英茶、金銀花茶、荷葉茶、茉莉花茶等，都有明目、祛暑、利腸胃的功效，特別適合「三高」人群及減肥人士。

拍打心經，振奮心氣

拍心經

　　炎熱的夏季，由於汗出較多，心臟津液容易虧虛，血液黏滯，則心脈容易堵塞不通。此季節疏通心臟經脈至關重要，拍心經就是一種簡單的經絡拍打養生法。

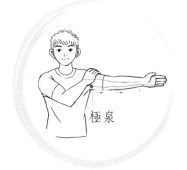

極泉

◎沿胸部、上肢內側中線和內側線的方向，每次拍打50~100 次，可以疏通心臟經脈，振奮心氣。

按揉心包經

　　上午 11 時至下午 1 時是最利於養心的時間段。尤其在飯後半小時左右，如果適當地刺激心包經，可以增加心臟供血，有效地保護心臟。

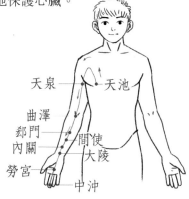

天泉　　　天池
曲澤
郄門
內關　　　間使
勞宮　　　大陵
　　　　中沖

◎用一隻手沿對側心包經的循行部位，從中指尖向上沿途按揉，勞宮穴、中沖穴等穴位重點按揉。

立夏

小滿

注重養氣，慎避濕邪

小滿一般為每年公曆 5 月 20~22 日。最初，小滿取意「萬物小得盈滿」。小滿節氣有兩層意思：一方面與農候相關，指農作物飽滿，夏熟作物開始灌漿，但尚未飽滿，只是「小滿」；另一方面與降水相關，指雨量增多，江河小滿，以此來形容雨水的盈滿。

小滿節氣的到來往往預示着夏季的悶熱潮濕天氣即將來臨，要注意養氣護陽、防暑避濕，同時做到起居有節、「無厭於日」，適度運動，輕鬆度過炎熱的夏季。

小滿習俗

小滿前後正是吃苦菜的時節。《本草綱目》中記載：「苦菜，久服，安心益氣，輕身、耐老。」苦菜具有清熱、涼血解毒及醒酒之功效。苦菜中含有豐富的維他命、鉀、鈣等營養元素，對預防和治療疾病、維持人體正常的生理活動和消暑保健有較好的作用，此外還有抗菌、解熱、消炎、明目等作用。

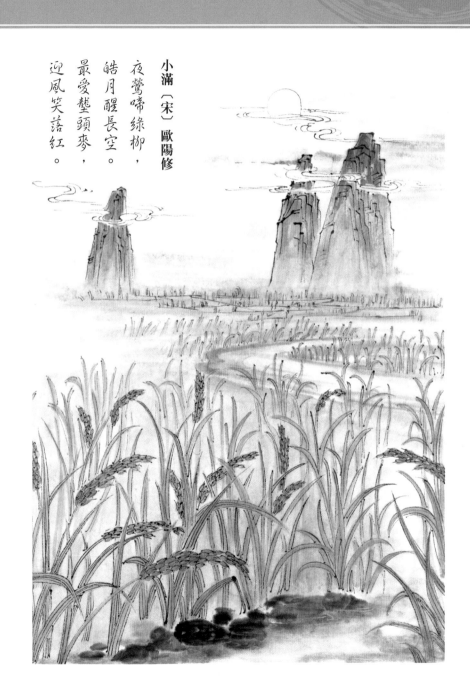

小滿〔宋〕歐陽修

夜鶯啼綠柳，
皓月醒長空。
最愛壠頭麥，
迎風笑落紅。

使志無怒，調暢情志

「小滿是福，不求太足」，過滿則方，是古人「中則正」的智慧。

小滿節氣後天氣變得悶熱，濕熱之氣比較旺盛，容易傷氣。氣傷或氣虛導致乏力虛弱，氣實導致氣機紊亂而煩躁易怒。因此小滿養生要注重調氣。宋代養生家陳直對於「養氣」有七法：一者少言語，養氣血；二者戒色欲，養精氣；三者薄滋味，養血氣；四者咽津液，養臟氣；五者莫嗔怒，養肝氣；六者美飲食，養胃氣；七者少思慮，養心氣。只有這樣才能「正氣存內，邪不可干」。

中醫有言「百病生於氣」，夏季氣溫升高，情緒上一方面要保持樂觀開朗、積極進取，以使氣機得到合理的宣導；另一方面，「火氣通於心」，炎熱之時人們容易心煩、焦躁，不良情緒會影響體內氣血的運行。所謂「心亂則生百病，心靜則萬病悉去」。可以通過書法、繪畫、下棋、聽音樂等方式調暢情志，讓心靜下來。

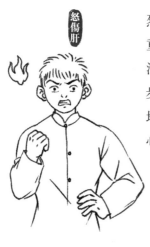

尤其對於老年人而言，情緒劇烈波動，氣血上逆，很可能誘發或加重心腦血管疾病。可多參與一些戶外活動怡養性情，到空曠開闊的地方散步、慢跑，特別是多到公園、樹林等地，親近大自然，多曬太陽也可使人心情愉悅。

◎小滿時節盡量不要發火，尤忌大喜大怒，應使志無怒，寧心開懷。

飲食宜苦，健脾祛濕

中醫認為，夏季五行屬火，五味對應為苦味，五臟對應為心。小滿以後，陽氣生發，心火容易旺盛，易出現口瘡、痤瘡、心煩、便秘等症狀，宜吃苦味食物，有助於清熱瀉火，緩解上述症狀。中國古代將小滿分為三候，其中一候為苦菜秀，即小滿正是吃苦菜的時節。苦菜，廣義上指的是有苦味的蔬菜，常具有清熱解毒的作用，可預防夏季皮膚疔癤等。肥胖人群以及患有糖尿病、脂肪肝、高脂血症等病的患者均可多食苦味食物，尤其是苦味蔬菜。從營養學的角度來説，苦菜中含有豐富的胡蘿蔔素、維他命C、氨基酸以及鉀、鈣等，對消暑保健有較好的作用。但脾胃虛寒者不宜食用苦味食物，以免苦寒敗胃。

小滿過後，天氣漸熱，環境潮濕，濕熱之邪較重，此時容易出現腹瀉、大便黏滯不爽等不適症狀。濕熱之邪最易損傷脾胃，飲食調養宜以清淡為主，盡量少吃甘肥厚味或酸澀辛辣、性屬溫熱助火之品及油煎熏烤等食物。

此時節若貪涼飲冷，則內臟陽氣耗損，對健康危害極大，易導致腹痛、腹瀉等症狀。因此，飲食方面要注意避免過量食用生冷食物。

枸杞苗

◎枸杞葉味苦、甘，具有補虛益精、清熱明目的功效。小滿時節可以用它泡水喝，也可以與雞蛋一同炒食。

小滿

食

薏米百合粥，健脾祛濕很輕鬆

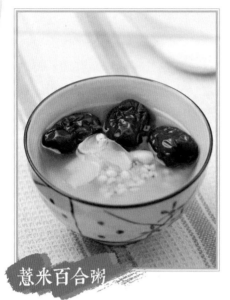

薏米百合粥

小滿時節，天氣較悶熱，可選擇健脾、祛濕、和胃的食材。薏米性味甘淡、微寒，有利水消腫、舒筋除痺等功效，而且容易被人體消化吸收。

/ 材料

o 薏苡仁、粳米各 50 克

o 百合 20 克

o 大棗 3 顆

/ 做法

1. 將薏苡仁、百合洗淨，浸泡 2 小時左右；粳米淘洗乾淨，備用。

2. 將 3 種材料一同放入加了適量水的砂鍋中，用大火煮沸後，放入大棗，再用小火熬煮成粥。

薏苡仁祛濕效果雖好，但寒性太重，如果直接煮來吃，會傷脾，加重體內的濕氣。因此，薏苡仁要和健脾的食物一起食用，如百合、粳米等，起到互補的功效。

熱茶發汗，少食冷飲

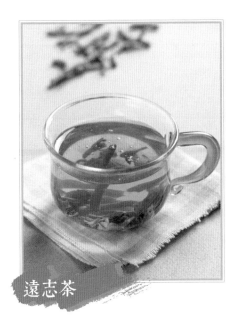

遠志茶

小滿時節，適當飲茶，既可補充機體水分，又能起到清熱養陰、寧心安神的作用。汗為心之液，在內為血，在外為汗，飲熱茶見汗，有利於代謝濁物從皮膚的毛孔排出，可散上焦之熱，使陽氣向上、向外生發。

/ 材料
o 遠志適量
o 茉莉花 2~3 朵

/ 做法
將遠志和茉莉花一同放入杯中，用 200 毫升開水沖泡，溫浸片刻後即可飲用。

遠志具有安神益智、祛痰、消腫的作用；茉莉花可辟穢、止痛，又有理氣、開鬱的作用。兩者合用，能夠緩解驚悸、失眠等心神不安的症狀。對於兒童、老人以及素體虛寒者，要少食冷飲，以免傷及中焦脾胃，引起腹瀉。

小滿

功

做八段錦，使氣得泄

小滿陽氣生發，總的趨勢是向上、向外的。要順應這一趨勢，多與陽光接觸，增加戶外運動，有利於調動體內的陽氣運行，以促進氣血循環，使氣得泄。

八段錦動作比較舒緩，適合各年齡段的人鍛煉。練習八段錦可以調節精氣神，緩解疲勞，提高身體免疫力。

小滿時節心臟為夏季主令，心火偏旺，可多練習「搖頭擺尾祛心火」這一式，以清熱降火；脾胃虛弱的人群，可以練習「調理脾胃須單舉」這一式，有健脾和胃的功效。

搖頭擺尾祛心火

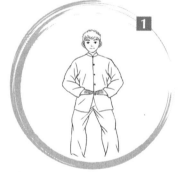

◎自然站立，目視前方。左腳橫跨一大步，手掌向下，放於腹部。

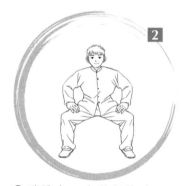

◎蹲馬步，身體保持端正，雙手虎口向內，掌心向下，放在膝蓋上方約 15 厘米處。目視前方。

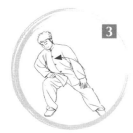

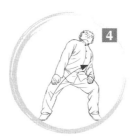

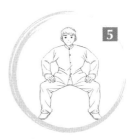

◎先將重心移至右腳，身體再向右傾，隨之俯身，目視右腳。

◎身體保持穩定，向左上方抬頭，重心移至左腳，隨後身體向右傾。

◎重心移至兩腳中央。身體回到端正狀態，眼睛向前看。一左一右為1遍，共做3遍。

調理脾胃須單舉

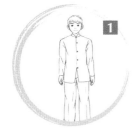

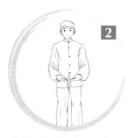

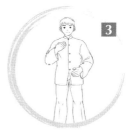

◎站直，兩臂自然下垂。

◎雙手前伸，掌心朝上。

◎雙手抬至臉前並翻轉，使左手在下，右手在上，做陰陽掌動作。

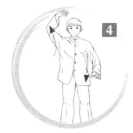

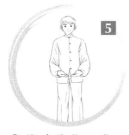

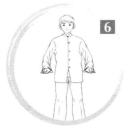

◎右手上舉至頭頂上，成托天姿勢；左手手掌下壓成按地姿勢。

◎雙手前伸，掌心朝上。

◎雙臂慢慢放至腰間，雙手掌心向下，目視前方。一左一右為1遍，共做3遍。

經常梳頭，促進血液循環

中醫認為，「頭為諸陽之會」，梳頭「拿五經」可以刺激頭部的穴位，起到疏通經絡、調節神經功能、改善血液循環、促進新陳代謝的功效。

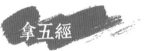

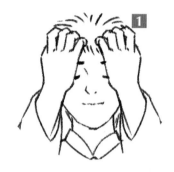

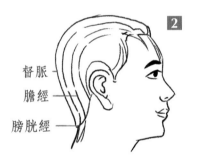

督脈
膽經
膀胱經

◎先是用五指分別點按頭部中間的督脈經穴，兩旁的膀胱經、膽經，共 5 條經脈，稱為「拿五經」。然後用雙手十指從前額向後梳，每天梳 3~5 次，每次 3~5 分鐘，晚上睡前最好再梳 3~5 分鐘。

經常梳頭，可使人的面容紅潤，精神煥發。此外，還能防治失眠、眩暈、心悸、中風等疾患。

按揉足三里穴

　　小滿以後，氣溫不斷升高，天氣漸熱，暑熱邪盛，汗液的排泄也會加快，「氣隨汗脫」，人體的陽氣也會因此受損。此外，熱天人們比較貪涼，比如吹空調、吃冷飲等，寒氣容易侵入體內。而健脾益氣比較適合按揉足三里穴，一般每天按揉 5~10 分鐘。

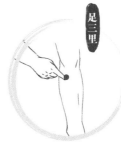

足三里

◎位於脛骨前緣外側旁開 1 寸的位置。站位彎腰，同側虎口圍住髕骨上外緣，餘四指向下，中指指尖處。

按揉勞宮穴

　　勞宮穴為心包經上的穴位，經常按揉此穴可清心安神、消腫止痛，防治中暑、心悸、心痛、煩悶、口瘡等。一般每天按揉 5~10 分鐘。

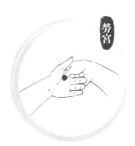

勞宮

◎位於握拳屈指時中指指尖所指掌心處，按壓有酸痛感。

掐揉中沖穴

　　中沖穴屬心包經上的穴位，經常掐按可瀉心火，防治口舌生瘡。按摩時，可用左手手指甲掐按右手的中沖穴 1 分鐘左右，再用右手手指甲掐按左手中沖穴 1 分鐘左右。

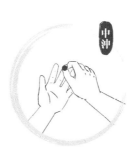

中沖

◎位於中指指尖末端最高點。

芒種

活動關節，飲食「清補」

芒種一般為每年公曆 6 月 5~7 日。此時中國大部分地區的農業生產正處於「夏收、夏種、夏管」的「三夏」大忙季節。「芒種梅雨天，留神濕病生」。芒種時節南方進入連綿陰雨的梅雨季節，也就是所謂的「黃梅天」。空氣十分潮濕，天氣異常濕熱，各種衣物器具極易發霉，北方則常遇雷雨、陣雨天。要注意防濕，增強體質，避免季節性疾病和傳染病的發生。

當節氣遇上節日：端午節

端午節在每年的農曆五月初五，有吃粽子、插艾草、龍舟賽和喝雄黃酒等習俗。節日免不了有各種佳餚，面對美食要經得住「誘惑」。雖然粽子味美，其中的糯米又有健脾養胃的功效，但糯米不易消化，因此吃粽子要適量，以減輕腸胃的負擔。

約客　〔宋〕趙師秀

黃梅時節家家雨，
青草池塘處處蛙。
有約不來過夜半，
閒敲棋子落燈花。

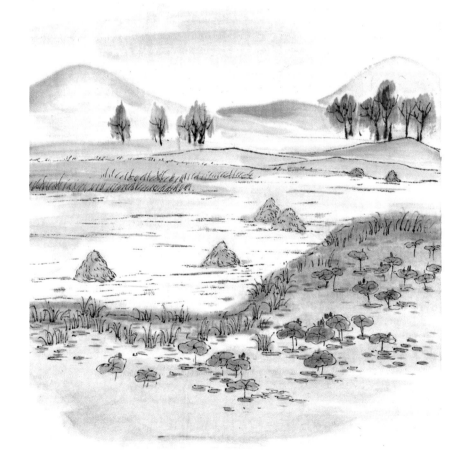

衣

衣著寬鬆，勤洗勤換

　　芒種時節氣溫升高，空氣濕熱，應穿透氣性好、吸濕性強的衣服，如棉布、絲綢、亞麻等製品。衣著應以短衫、短裙、短褲為好，並盡量選擇寬鬆的款式，這樣有利於通風散熱。衣服顏色宜以淺色為主，可減少對陽光和熱量的吸收，被蚊子叮咬的概率較深色衣服小。民間有「未食端午粽，破裘毋甘放」的說法。這句話的意思是，端午節沒過，禦寒的衣服不要脫去或送人，以免受寒。

　　由於天熱，衣衫要勤洗勤換。天氣炎熱，人體的表皮血管和汗腺孔擴張，出汗很多，入睡後易受涼感冒，俗稱「熱傷風」。平時要注意鍛煉強身，並隨早晚天氣變化及時增減衣服。

　　從芒種節氣開始雨水較多，可用除濕機或放置乾燥劑除濕氣。這個時候蚊子增多，除了懸掛蚊帳外，還可以在室內擺放 1~2 盆盛開的茉莉花、米蘭或夜來香，這些花的香氣可以有效地起到驅蚊的作用。

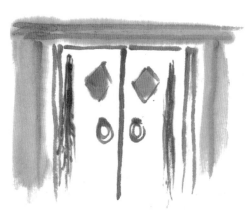

◎端午節在芒種前後來臨，家家戶戶會將艾草用紅紙或紅繩綁成一束掛在門上，不僅可以辟邪，也有驅蚊的作用。

「徒手划槳」運動可以很好地鍛煉人體腰背部肌肉的力量，改善肌肉上結締組織的生理活性，讓人全身都感覺很輕鬆。

從中醫學的角度看，腰背部的穴位非常多，「徒手划槳」運動可直接刺激這些穴位，有利於通利筋脈。每次運動時，前5分鐘速度要慢，循序漸進逐漸加快，這樣可保證腰背部充分熱身，不會因動作幅度過大而受傷。

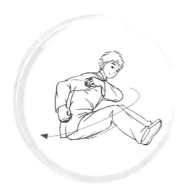

◎做動作時保持身體穩定，用腰腹核心力量帶動身體左右轉動。剛開始可以做慢一點，以動作標準為主，體會手臂、腰腹、背部等肌肉發力的感覺。熟練後可加快速度。

如果有條件，可以在專業人士的指導下參與龍舟運動，在划龍舟的過程中帶動全身的肌肉，體會運動帶來的暢快之感。也可以去觀賞賽龍舟，為選手們加油，在感受節日氛圍的同時也走到戶外，既呼吸了新鮮空氣，又愉悅了心情。

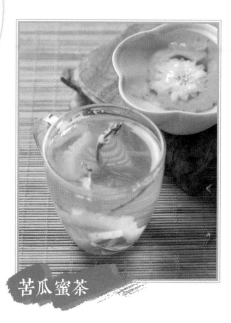

飲

苦瓜蜜茶：清熱降壓，生津除煩

苦瓜蜜茶

夏天到了，不僅植物開始快速生長，人們體內的心火也逐漸旺盛起來，吃點「苦」可以給心火降溫，將火轉移到腎水的位置，溫暖下半身。苦瓜有祛暑滌熱、明目、解毒的功效，在夏天來上一杯苦瓜蜜茶，祛火又清爽。

/ 材料
o 苦瓜乾 5 克
o 蜂蜜適量

/ 做法
1. 將苦瓜乾放入杯中，加入 300 毫升沸水。
2. 加蓋悶泡 10 分鐘，加適量蜂蜜，使味道更加濃郁。

此外，芒種也是梔子花盛開的時節，梔子花不僅芬芳美麗，還有很好的藥用價值，具有清肺止咳、涼血止血的功效。茶裏也可以加點梔子花，花香讓人心情愉悦，還有益於身體健康。

芒種時節空氣濕度大，濕熱之氣難免會隨着呼吸進入體內，讓人產生困倦之感。因此練練毛孔調息功，每次 20 分鐘，可達到祛病排濕之目的。

毛孔調息功

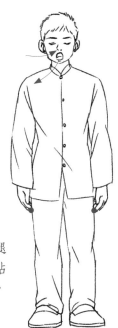

◎風市穴位於在大腿外側部的中線上，站立時手下垂於體側，中指指尖處即是。

1. 自然站立，雙腳分開與肩同寬，雙臂自然下垂，掌心朝內側，中指指尖緊貼風市穴，舌頭抵住上齶，保持均勻的呼吸。

2. 全身放鬆，兩眼微閉或兩眼平視，兩膝蓋微屈，思想集中。呼氣時想像全身的毛孔都張開，向外排氣，使一切病氣、濁氣都排出去；吸氣時想像全身的毛孔都在採氣，各器官也與宇宙中之大氣同呼吸。

毛孔調息功，排出體內濁氣

芒種

溫胃三法，散寒止痛

進入芒種，人的心火旺盛，能促進新陳代謝，使身體由內而外地暖起來，是驅寒的好時機。這裏提到的「溫胃三法」，常練可止胃痛、驅胃寒、養胃氣。

溫胃三法

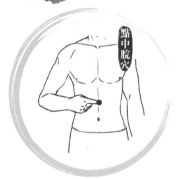

◎在上腹部，前正中線上，肚臍往上 5 橫指處。用食指點按 1 分鐘，會有熱熱的感覺。

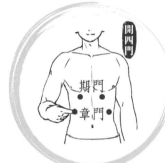

◎四門即章門穴和期門穴，左右各兩個。

章門穴在側腹部，第 11 肋游離端下方。正坐，屈肘合腋，肘尖所指處，按壓有酸脹感處。

期門穴在乳頭下方，第 6 肋間隙處，前正中線旁開 4 寸。正坐或仰臥，自乳頭垂直向下推 2 個肋間隙，按壓有酸脹感處。用雙手掌根推揉兩肋至發熱。

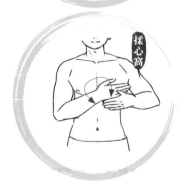

◎心窩是中脘穴以上、胸骨以下的位置，即心口。按摩時用掌根沿順時針、逆時針方向各揉 36 圈。

藥浴能達到健身防病之目的。這裏推薦一種芒種時節常見的藥浴——五枝湯。五枝湯具有滋養血脈和祛除瘴毒的功效。

　　五枝包括桃枝、柳枝、桑枝、槐枝、楮枝。準備同等量的上述藥材，用紗布包好，加入 10 倍於藥物的水，浸泡 30 分鐘之後，煎煮 30 分鐘，取藥水洗浴。

　　此外，藥浴的方法多種多樣，以下是三種常用的藥浴方式。

　　浸浴：即把煎煮好的藥水倒入洗浴水中。有條件的話可以每天 1 次。這種藥浴方法適合全身浸浴，也可以用於身體不適處的泡洗。

　　燙敷：把藥物分別放進 2 個紗布袋中，然後蒸透，趁熱交替將這 2 個紗布袋放在身體不適處燙敷。在燙敷的同時加上按摩，效果更佳。每次 20~30 分鐘，每日 1~2 次，2~3 周為 1 個療程。

　　薰蒸：把藥材放進紗布裏面，然後進行煎煮，利用這些藥材的蒸汽來熏不適處，此種方法多適用於蒸汽室。

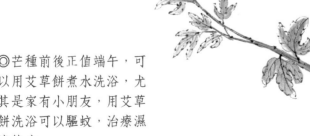

艾草

◎芒種前後正值端午，可以用艾草餅煮水洗浴，尤其是家有小朋友，用艾草餅洗浴可以驅蚊，治療濕疹等病。

夏至

晝長夜短，降火解暑

夏至一般為每年公曆 6 月 20~22 日，夏至是二十四節氣中最早被確定的一個節氣。夏至為天地之間陽極轉陰之時。在這一天白晝最長、黑夜最短，好似萬事萬物都達到了頂點，人體內的陽氣攀上高峰，這個時候要清泄暑熱。此節田間的害蟲和雜草也在「野蠻」生長，要及時除草殺蟲，以免影響農作物生長。

夏至習俗

在古代，人們在夏至這一天互相贈送脂粉和扇子，脂粉可以塗在身上預防痱子，扇子可以用來驅熱避暑。

在夏至這一天，嶺南地區的荔枝相繼成熟，甘甜多汁讓人垂涎三尺。但是荔枝性熱，吃多了容易上火，適量吃，解解饞就行了。江南地區會烙夏至餅吃。把麵擀成薄餅烤熟，吃的時候放入青菜、豆腐和臘肉，還會送給親友。

竹枝詞（其一）〔唐〕劉禹錫

楊柳青青江水平，聞郎江上唱歌聲。

東邊日出西邊雨，道是無晴卻有晴。

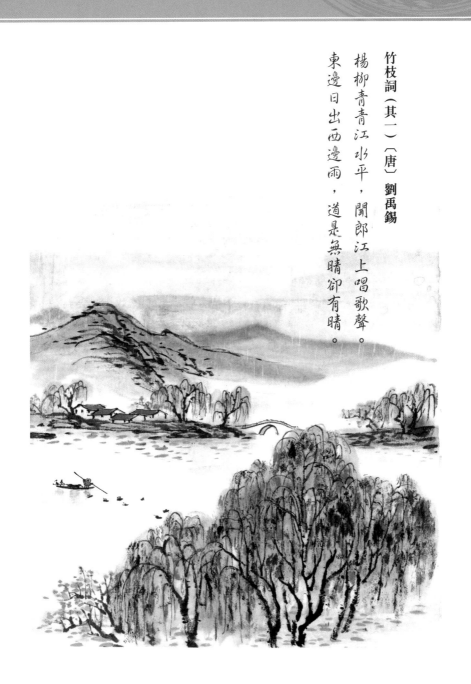

睡「子午覺」，及時除蟎

子時睡覺最能養陰，睡眠效果也最好，因此晚上睡覺時間不應超過 11 時。中午 11 時至下午 1 時之間，可以適當小憩，以 30 分鐘左右為宜，有利於人體陽氣的生發，緩解疲勞。

中醫認為石膏性大寒，用石膏做枕頭，以寒制熱，能自然調節人體溫度，有鎮靜、除煩、防暑的作用，夏天使用最佳。

酷暑時節，很多人喜歡睡涼席，皮屑、灰塵等很容易混合在汗液中滴落在涼席的縫隙間，為蟎蟲創造了繁殖的溫床。所以一定要定期清洗涼席，要先用熱水反覆擦洗，再放在陽光下曬幾個小時。如果發現蟎蟲已經在涼席中「安家」了，可以把樟腦丸敲碎，均勻撒在席面上，卷起涼席。1 小時後把樟腦丸的碎末清理乾淨，再用水進行擦洗，最後放在陽光下曬。

心陽在夏季最為旺盛，夏日炎炎，往往讓人心煩意亂，而煩則更熱，這會影響人體的功能活動。這時候要保持心態的平和，使心情舒暢、氣血和緩，心靜自然涼。吃點甜食，做做運動，都能帶來好心情。

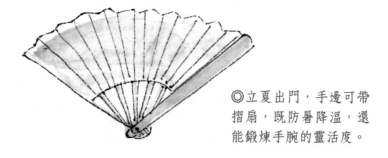

◎立夏出門，手邊可帶摺扇，既防暑降溫，還能鍛煉手腕的靈活度。

不宜赤膊，陰陽兼顧

從夏至開始，陽極陰生，一方面要順應夏季陽盛於外的特點，注意保護陽氣，順應中醫「春夏養陽」的特點。另一方面，夏至也是所謂「陰陽爭死生分」的時節。儘管天氣炎熱，但是陰氣已開始悄悄生長，因此在保護陽氣的同時也要兼顧滋陰。

夏至時，不少人喜歡赤膊露背，或穿得很少，認為這樣更加涼爽，其實這對健康很不利。中醫認為，背部是督脈所在，主管人體全身的陽氣，背部如果受寒，會阻礙全身陽氣運行，使人體出現腹痛、腹瀉、食慾不振等症狀。因此，雖然夏至氣候炎熱，但一定不可貪涼，不可不穿上衣或露背露臍，以免這些地方寒氣入體，影響健康。如遇頭頂涼風，還需添一頂帽子，以免受頭痛之苦。

天氣越來越炎熱，很多商場、寫字樓往往把空調開得很低，室內很冷，室外很熱，溫差過大很容易熱傷風。帶一件薄薄的披風就可以隨時調節冷熱。

另外，還要注意勤於更換衣物。夏天的衣服最好一天洗一次，不要穿有汗味的衣服，防止汗液滋生細菌，乾淨整潔、味道清爽的衣服更容易讓人感覺清涼。

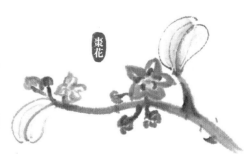

◎夏至這日，北方地區有戴棗花的習俗，將棗花別在衣服上，不僅能辟邪，還能輔助治療腿腳不適。

棗花

夏至

消暑「血管體操」：游泳

游泳不僅鍛煉人體的手、腳、腰、腹，而且惠及臟腑，如心、肺、肝等，特別對血管有益，所以被譽為「血管體操」。游泳在保護肌肉免受損傷的同時，還能強化肌肉力量，增強肌肉的靈活性；提高機體組織細胞的新陳代謝，改善心肺功能。由於在水中游泳消耗的熱量高於在地面上的運動，可以很好地代謝體內脂肪類物質，避免脂肪堆積，有減脂塑性的效果。

選擇合適的時間游泳也很重要。早上 6~7 時、下午 4~5 時、晚上 7~8 時都是不錯的選擇，每次游 10~30 分鐘，每週 2~3 次即可。

在入水之前要充分地用冷水擦身並做好熱身活動，這樣可以使身體更好地適應冷水的刺激，防止抽筋等意外的發生。盡量不要在晚上 10 時之後游泳，這會導致神經過於興奮造成失眠。

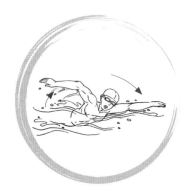

◎游泳吸氣時把嘴張開，確實聽到自己的吸氣聲最佳。在水下要用鼻子均勻地呼氣。

做手指操、踩鵝卵石，讓心臟更有力

人們常用「十指連心」來形容手指與心臟之間密切的聯繫。

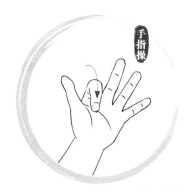

手指操

◎雙手同時張開，手指自然伸直，按食指、中指、無名指、小指、拇指的順序，用力彎曲手指。彎曲一指時，其餘手指盡量伸直，這樣依次彎曲、伸直，循環往復進行。

活動時，可雙手同時進行練習，手指彎曲時盡量用力。每次練習不受時間和次數的限制，以產生酸痛感為佳。

夏至也可以穿薄底的鞋子，在公園的鵝卵石上散步，或自己買指壓板在家中多走走，不僅能夠提高身體的平衡能力和靈活性，對高血壓也有明顯的改善作用。走鵝卵石的時間和強度都要遵循因人而異的原則。剛開始走的時候，由於不適應，腳會比較痛，這時候不要勉強，要循序漸進地增加時間；同時集中精力，避免扭傷或跌傷。

夏至

夏至吃碗麵，健康看得見

「吃過夏至麵，一天短一線」。在古代，一般到夏至人們都會舉行祭祀儀式，以求保佑災消年豐。此時田間新麥成熟，人們以麵食敬神，自然就有了吃麵的習俗。

一方面，夏至新麥剛剛登場，所以吃麵也有嘗鮮的意思。新麵粉做成的麵條口感較好，人們可以汲取豐富的營養。另一方面，農曆五月在過去一直被稱為「毒月」、「惡月」，老北京人在夏至的時候講究吃上一碗「鍋挑兒」熱麵，意為「避惡」。在大熱天裏吃上一碗熱麵，可以幫助身體排汗，從而帶走體內的濕氣和暑氣。在山東等地，夏至的時候人們要吃過水涼麵，新麥做成的麵條，過完涼水，吃起來清爽了許多，暑熱之氣也隨之消散。

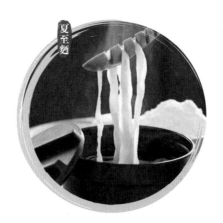

夏至麵

◎長長的麵條代表在一年中這一天的白天最長，也有長壽的好寓意。吃麵的時候可以搭配番茄、青瓜、蘿蔔、蝦仁等，既吃到了美味的夏至麵，又保證了營養的均衡。

喝杯三葉茶，清清心火

夏季，人體外熱內寒，脾胃相對較弱，飲食宜清淡，不宜肥甘厚味。此時節飲淡茶，既可補水，又可養脾胃、清心火。竹葉可以清熱除煩、生津利尿，荷葉有清熱解暑、升發清陽、散瘀止血的功效，搭配上薄荷葉，給炎熱的夏天帶來清爽感。

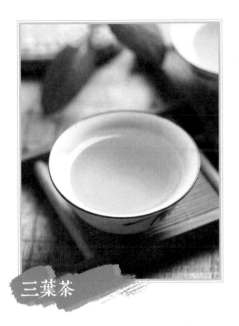

三葉茶

/ 材料
o 荷葉、竹葉、薄荷葉各 3~5 克

/ 做法
將荷葉、竹葉、薄荷葉放入茶杯中，倒入開水沖泡，待涼後即可飲用。

夏季暑熱，很多人食慾不振，而生薑有利於食物的消化和吸收，對於防暑度夏有一定益處。也可以將肉豆蔻研成末和薑汁一起食用，以調節脾胃虛寒的不適症狀。

功

「爭力」導引，促進陽氣發散

「爭力」指向兩個相反方向的力量互相對抗。通過腿的屈伸和手腳的爭力練習，能有效改善手腳缺少陽氣的狀況，使全身氣脈通暢，讓陽氣發散到四肢末梢。

「爭力」導引

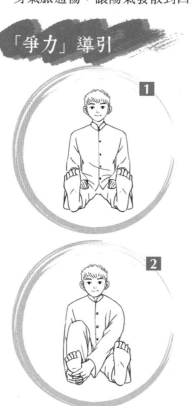

1

◎身體坐直坐正，兩腿伸直，雙手自然放在大腿上。

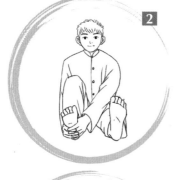

2

◎右腿屈膝，雙手十指交叉相握，右腳踏在兩掌中間。

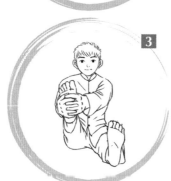

3

◎右腳向前蹬出；然後雙手用力將右腳拉回。重複練習3次。

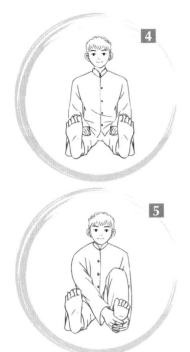

◎雙手鬆開，右腿伸直，還
　原成正身平坐的姿勢。

◎左腿屈膝，進行對側的練
　習。左右方向相反，方法相
　同，重複練習 3 次。

　　在「爭力」的過程中，身體其他部位要盡量放鬆，集中精
神，體會手的熱力向膝關節內部傳導的感覺。中醫認為「血得
溫則行」，通過溫暖膝關節，能夠防治膝關節疼痛。

　　腿向前蹬出時，兩手用力阻止腿伸出；兩手將腳拉回
時，腿部向前用力阻止收回。兩掌抱腳用力向前蹬出及抱腳用
力內收屈腿時，手臂和腿的用力方向相反，形成矛盾力，但身
體其他部位要盡量放鬆。有利於精神的集中，起到調身、調
息、調心並練的作用，有助改善睡眠。

　　蹬腿時不要強求蹬直，關鍵在於腿和臂反方向用力練
習，也就是放鬆、收緊，收緊、放鬆的過程，並在練習中體會
「爭力」的感覺。

夏至

小暑

小暑養眠，清熱除煩

小暑一般為每年公曆 7 月 6~8 日。小暑時分，伴隨着炎熱氣息的到來，大地上最後一絲涼風消散，風中都攜着熱浪。小暑的到來，意味着人們將要迎來「三伏天」的初伏，此時節熱氣初生，為接下來大暑的到來預熱。此外，人體出汗也隨之增多，消耗逐漸變大，容易疲憊犯睏。因此這個時候要注意起居規律，保證睡眠，及時補充水分，顧護陽氣，避免中暑。

小暑習俗

相傳值此時節是古時龍宮「曬龍袍」的日子，農曆六月初六，家家戶戶不約而同地曬衣物，又稱「曬伏」。將久壓箱底的冬季衣物在陽光下暴曬，以去潮氣，防霉防蛀。

小暑也是蓮花盛開的時節。南方有些地區會舉辦觀蓮節，男女老少們都到蓮花池旁邊賞蓮花，美麗的蓮花賞心悅目，心情也舒暢愉悅。

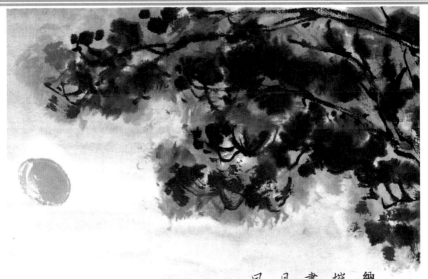

納涼 〔宋〕秦觀

攜杖來追柳外涼，

畫橋南畔倚胡床。

月明船笛參差起，

風定池蓮自在香。

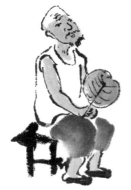
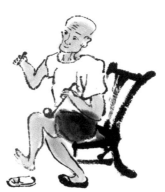

小暑時節，正是人體陽氣趨於旺盛的時候，此時大地之間溫熱氣息加重，即使寒濕怕冷體質之人也感受到熱浪來襲。此時節正是人體顧護正氣，助陽氣充盛的好時節，應該乘陽氣旺盛之勢，消暑熱，治「冬病」。

對於一些常年患有冬季虛寒性疾病及反覆發作的慢性疾患的人們，可值此陽氣充盛的季節針對性調理。例如，慢性呼吸道疾病、鼻炎以及慢性關節炎患者，可選擇艾灸、推拿、貼三伏貼等方法舒通經絡、氣血，以期緩解病情，甚至使之痊癒。

「小暑大暑，上蒸下煮。」小暑時節，天地間形成天然的「汗蒸房」，此時人體全身毛孔打開，皮膚血流運行加速，趁此時節進行體內臟腑排毒，再好不過。另外，也要遵循「春夏養陽」的原則，小暑前後，人們尤其是老年人要注意靜養，減輕體力活動，減少人體耗能，保養人體陽氣，避免陽氣外泄太過，有助於強壯體魄及延年益壽。

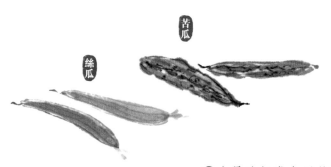

苦瓜

絲瓜

◎小暑時經常食用苦瓜、絲瓜，不僅可以降火，還可以激發體內免疫系統防禦功能，達到緩解舊疾的效果。

小暑宜養眠。夏日晝長夜短，很多人有晚睡的習慣，加之夜間休息不好，會大大增加心血管疾病的風險，許多高血壓患者血壓控制不好，心絞痛的患者也發作頻繁。中青年人群要保證每晚 7 小時的高質量睡眠，以遲睡早起為宜，以適應自然界天亮早、黑得晚的特點。還要養成定時起睡的習慣，建議晚上 10~11 時之間入睡，早上 6~7 時起床，並保持好自己的生理時鐘。

小暑時節由於天氣炎熱，老年人早上起床時應注意血壓變化，尤其是血壓控制欠佳的高血壓病患者，晨起時應避免起床過快，醒來後拿出半分鐘的時間活動一下手腳，再拿出半分鐘坐立於床上，待血壓適應好身體狀態後再起床，可以大大減少腦血管疾病突發的可能。

此外，適當的午睡，可以補充精力及體力，還可以幫助人體控制心率和血壓，恢復身體技能，緩解勞累。

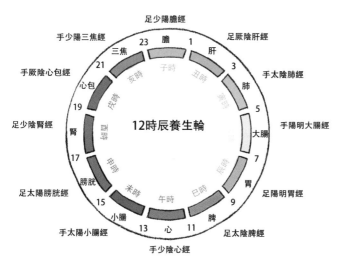

◎夏季養生以養心為主，中午 11 時至下午 1 時對應心，這時候休息一會兒能安心養神。

暑吃「三寶」，補虛安神

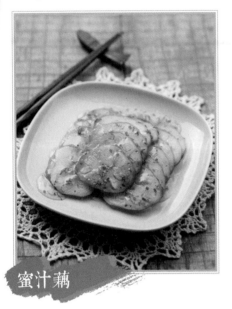

蜜汁藕

小暑節氣這天，民間素有吃「三寶」的習俗，即鱔魚、蜜汁藕及綠豆芽。俗話説「小暑黃鱔賽人參」，鱔魚性溫味甘，有補肝腎、除風濕、強筋骨的作用。綠豆芽則有清熱消暑、解毒利尿的作用。

/ 材料

o 藕 500 克

o 糯米、蜂蜜各 50 克

/ 做法

1. 將藕洗乾淨，按節切開並削皮；將糯米淘洗乾淨。
2. 切下藕的一頭，露出藕孔，填入糯米，再用藕節頭蓋住，用竹籤插牢。
3. 鍋內倒水，放入藕，將灌米口朝上，大火燒開。
4. 覆上乾淨荷葉，加蓋，轉用小火煮約 2 小時關火。
5. 取出藕放涼，切片擺盤，淋上蜂蜜即可。

小暑前後，人會呈現一種「無病三分虛」的狀態，表現為嗜睡、倦怠、少食等，故飲食在解暑的同時還要注意補充體力。

中醫有「脾生濕」的說法。暑，不僅代表熱，還夾着濕氣，因此在日常生活中，可以進行具有增強脾胃運化功能作用的導引練習，不僅能強健四肢，增強脾胃功能，還可使體內陽氣向外發散。

翹足舒筋式

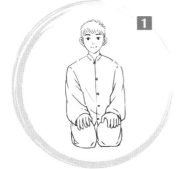

◎正身跪坐，雙手自然放於兩腿上，頭擺正，脖子和背部挺直，均勻調整呼吸，集中精神，全身放鬆。

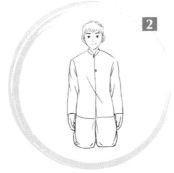

◎下巴微收，帶動身體向上立起，成跪立姿勢。

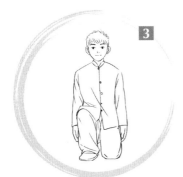

◎重心移向左腿，提右腿帶動右腳向前踏地。

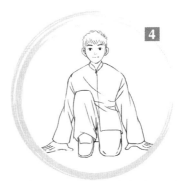

◎重心後移，臀部坐於左腳跟上，同時雙手下落於身體兩側，十指撐地。右腳腳尖點地。

練「翹足舒筋式」，強健四肢力量

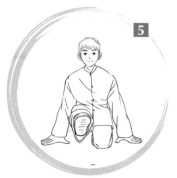

◎抬右腿，右腳向前緩緩踢出，腳尖繃直。

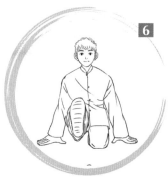

◎勾右腳尖，保持片刻，伸右腳尖，保持片刻。重複練習3次。

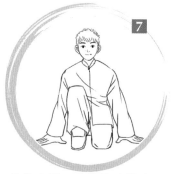

◎收右腿，右腳放在地上，腳尖點地。

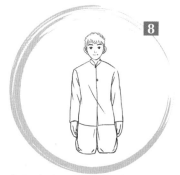

◎起身直立，兩臂自然垂於體側，成跪立的姿勢。

　　另一側的練習動作同上，左右方向相反。左右各做1次為1遍，共做3遍。

抬手養心

　　人在抬手側平舉時，周身運行的六條經脈，即心經、肺經、心包經、大腸經、小腸經和三焦經便被「灌滿」了氣血，加速氣血運行，疏通鬱積於內臟的氣血。

　　練習時，雙手臂伸直，向身體的兩側舒展平舉，掌心方向任意，站着坐着都可以做。

小暑時節，暑濕病邪結伴而行，此時最需進行經穴按摩、艾灸、刮痧等，以達健脾化濕之功。

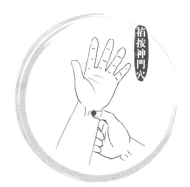

◎神門穴被譽為「養心安神第一穴」，位於手腕處，在靠近小拇指的一側突出的一條筋與腕橫紋相交的凹陷處。用拇指指端掐按神門穴，以感到酸脹為度，每次掐按 2~3 分鐘；或拇指指腹點按 10~15 分鐘，左右手交替進行，每日早晚各 1 次，艾灸、刮痧效果更佳。可以輔助治療心煩、心悸、健忘、失眠、高血壓等。

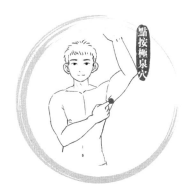

◎上臂外展，腋窩頂點可觸摸到動脈搏動，按壓有酸脹感處即是極泉穴。用右手食指摸到左側極泉穴，並在穴位附近找到條索狀點按；或固定食指、中指並使指尖輕輕上扣，一前一後地來回彈撥條索狀物，彈撥時會有全手電麻感，一般每天 10 次左右。

按摩神門穴和極泉穴，排濕氣

小暑

大暑

萬物榮華，防暑避濕

大暑一般為每年公曆 7 月 22~24 日，作為夏季的最後一個節氣，正處於「三伏天」中伏前後，是一年中日照最多、最多雨、最潮濕的時段，這也昭示着大暑獨具特色的「高熱、高溫、高濕」的三高天氣特點。此時節還容易出現雷暴、颱風等特殊天氣。

大暑正是一年中萬物生長、綻放的巔峰時刻。大暑過後便是立秋，氣溫將會急速轉下，符合自然界物極必反的規律。大暑時節養生尤應注意防暑、防濕，適度休整。

大暑習俗

民間有大暑「飲伏茶」、「燒伏香」、「曬伏薑」等民俗。伏茶是用金銀花、甘草等中草藥煮成的茶，有清涼消暑的作用。「曬伏薑」是將生薑與紅糖混在一起晾曬後食用，可治療胃寒、咳嗽等慢性病。而「燒伏香」，則祈福風調雨順、五穀豐登。此外，部分南方地區還有「歇伏」的習慣，即在三伏天氣溫最高、光照最強的大暑時節，農民選擇不勞作，多休息。

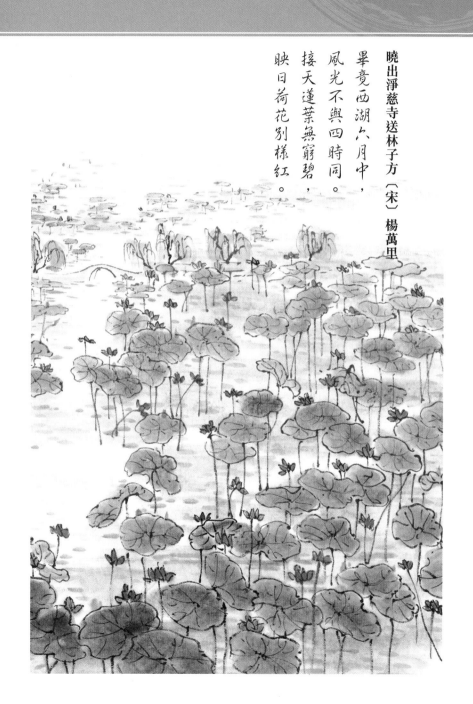

曉出淨慈寺送林子方　〔宋〕楊萬里

畢竟西湖六月中，
風光不與四時同。
接天蓮葉無窮碧，
映日荷花別樣紅。

排暑祛濕，保證睡眠

盛夏時分，陽熱下降，水汽上騰，故感受濕熱邪氣者較多，更有甚者出現中暑情況。中醫認為，濕邪易襲人體，阻礙氣機。此時節居室應注意開窗通風，加速空氣流通，減少室內的濕氣、濁氣。空調房間內的溫度與室外溫度相差應小於10℃，汗出後避免直接進入空調室內吹風，以防感冒。

「熱天睡好覺，勝吃西洋參」。大暑時節，睡眠要做到定時、有度，保證充足的睡眠時間和良好的睡眠質量。不可因為工作、娛樂而加班、熬夜，這樣不僅會擾亂人體的生理時鐘，也會過度消耗正氣。可選擇刺激性小、無毒的花露水，擦拭涼席，或在清洗睡衣時加入少許，不僅可以讓睡眠環境清涼，淡淡的清香還可促進入睡。

大暑前後一周，天氣轉至悶熱、潮濕，帶給人沉悶不爽的感覺，此時胸中的氣不舒暢，往往讓人出現昏沉、頭暈等不適。這個時候可以佩戴芳香植物進行緩解，如藿香葉、薄荷葉、佩蘭等製成的香囊。還可以隨身攜帶一些防暑好物，如清涼油、小風扇、藿香正氣液等，以防中暑。

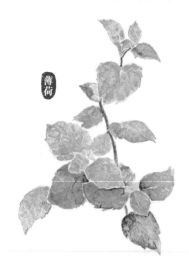

薄荷

◎薄荷不僅可以泡茶，還可以做成香囊隨身攜帶，有驅蟲、醒腦、理氣的作用，特別適合大暑節氣使用。

夏季體內的陽氣都調動出來，很容易導致人火氣上升，出現情緒煩躁、易於激動、失眠等症狀。同時面對大暑時節高熱的天氣，人們也容易引動肝火，經常會出現莫名的心煩意亂、無精打采、食慾不振等不適。大多數老年人伴有高血壓、糖尿病等基礎疾病，心腦血管健康情況較差。當出現劇烈情緒波動時，往往會造成心肌缺血、心律失常和血壓升高等狀況，加重疾病，甚至還會引發猝死。故患有心腦血管疾病的人群在此時節一定要避免生氣、着急等極端情緒，盡量做到「心靜自然涼」。

　　當出現心情急躁、煩悶等情況時，可以做些自己感興趣的事情轉移注意力。可以選擇一些舒緩的音樂，聆聽的同時腦海中想像一些輕鬆的畫面；降低對消極事件的專注度，可以有效將身心從煩熱中脫離開來，即「聽曲消愁，有勝於服藥者」。這時候正是茉莉、荷花、鳳仙花盛開的季節，天氣愈熱花香愈濃郁，馨香沁人的茉莉給人潔淨芬芳的感受，讓人心情舒暢。

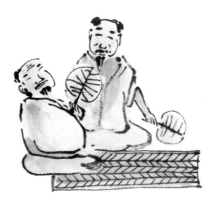

◎在北方，日落之後可約上好友或家人，帶上扇子出門走走，舒緩一天的暑氣，平息肝火。

食

俗話說：「六月大暑吃仙草，活如神仙不會老」。廣東地區在大暑會吃一碗爽滑可口的仙草。仙草又叫涼粉草、仙人草，盛產於夏季。除了做成涼粉，仙草還是青草茶的必備材料之一。仙草可以用來預防中暑，有清熱、涼血、解毒的功效，是一種涼補的中藥材。在炎熱的酷暑來上一碗果凍一般的燒仙草，配上紅豆、牛奶等配料，美味可口。

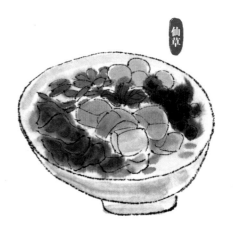

仙草

北方在大暑時節則要吃熱食，會在這一天喝上一碗羊湯，稱為「喝暑羊」。再配上新麥做出來的有韌性、香甜的饅頭，給煩悶的夏天添上了一點舒適。總之，在夏令氣候炎熱之際，膳食最宜湯、羹、粥類，以防傷津耗氣，損傷脾胃。

喝三伏茶，清熱消暑

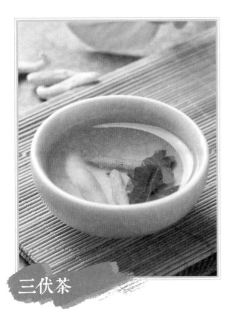

三伏茶

大暑時節，有喝伏茶的風俗。伏茶，顧名思義就是三伏天喝的茶，這種由中草藥煮成的茶水，有很好的清涼祛暑的作用。另外，在酷暑時節，人體出汗較多，隨汗排出的除水分和鹽外，還有微量元素鉀，而最好的補鉀方法就是飲茶。

/ 材料
o 金銀花、夏枯草各 10 克
o 甘草、菊花、茯苓、麥冬、桑葉各 5 克
o 羅漢果 1 個
o 冰糖適量

/ 做法
1. 將所有材料放入壺中，加入適量水。
2. 用大火燒開後，轉小火煮 20 分鐘即可。

　　金銀花具有清熱解毒的功效，而甘草歸心、脾、胃經，具有補脾益氣、袪痰止咳的作用，對於濕熱的大暑是再合適不過的了。

室內養生：「踞地虎視式」

大暑時節，為了避免中暑，要減少室外活動，在室內進行舒緩的「踞地虎視式」導引不失為鍛煉的好方式。

踞地虎視式

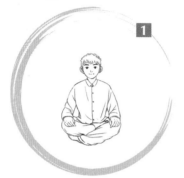

◎雙膝盤坐，雙手自然放在兩膝之上，正身端坐，均勻呼吸，放鬆身心，集中精神。

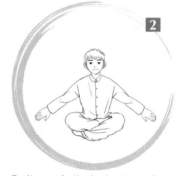

◎將兩臂伸直內旋，掌心向後，小指在上，拇指在下，側伸於身體兩側，目視前方。

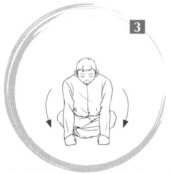

◎兩臂向前以弧形划動，同時雙手開始緩慢握成拳，上身輕輕向前傾，直至兩拳撐地，與肩膀同寬，腰背挺直，目視地面。

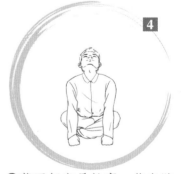

◎將下頷盡量抬高，伸直脖頸，同時盡量伸展腰部，停留9~15秒。

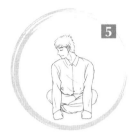

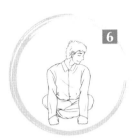

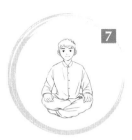

◎頭向右後方轉動，目視右後下方，停留 9~15 秒。

◎頭向左後方轉動，目視左後下方，停留 9~15 秒。

◎頭部轉回，下頜收回，挺直腰背，雙手自然放在兩膝之上，停留 9~15 秒。重複動作 1~7，共做 3 遍。

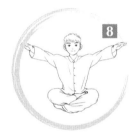

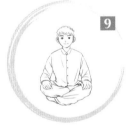

◎兩臂抬起，向左右 45 度側伸，緩慢移動至與肩膀齊平，掌心向下，目視前方。

◎沉肩，放鬆雙手，雙手放在兩膝之上，目視前方，呼吸轉為自然呼吸，放鬆全身。

　　大暑較於小暑，天氣更為炎熱，空氣更為潮濕，脾胃更容易受到波及。學做「踞地虎視式」導引，可以促進脾胃消化，改善血液循環，放鬆身心，緩解煩熱。

大暑天氣炎熱，身體往往會因為炎熱產生很多的不平衡和不適，對於年老體虛之人，應時常刺激穴位，可舒通經絡，有利身體健康。

按摩膻中穴

膻中穴位於兩乳頭連線的中點，時常輕按此位置，可以緩解肺氣咳嗽、氣短氣喘、胸口疼痛等症狀，具有養肺保健的作用。

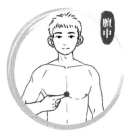

◎仰臥位，兩乳頭連線中點，前正中線上。

熱敷神闕穴

肚臍中心在中醫裏稱為神闕穴，當大暑時節淋雨受涼時，可選擇用溫熱毛巾敷在肚子上，30分鐘後取下。堅持一段時間，可以幫助人體陽氣回升、排汗散熱，是解暑、排寒的好方法。

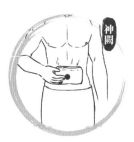

◎下腹部，肚臍中央處。

小小三伏貼有大作用

正所謂「熱在三伏」，大暑正處在三伏裏的中伏階段。此時正是一年中最熱的時候，不少地方流行使用三伏貼，預防某些呼吸系統疾病，如鼻炎、氣管炎、咽喉炎、哮喘等。

三伏貼貼敷每年分為 3 個階段，即頭伏、中伏和末伏，一般 3~5 年為 1 個療程。根據個人體質差異，將各種中藥配製的膏藥貼在後背的肺俞、心俞、膈俞等穴位上，一般每伏貼敷 3 次，每次貼 4 個穴位，即貼 4 片。兒童每次貼 2~4 小時，成人每次貼 6 小時，連續貼 3 年。

也可以貼肚臍貼，補充身體裏的陽氣。但需要注意的是，大多數肚臍貼的藥效猛，可能會上火，可以貼在腳底湧泉穴的位置。此外，孕期、經期、陰虛體質者都不適合貼肚臍貼，會導致上火。

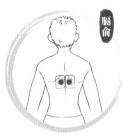

膈俞

◎位於背部第 7 胸椎棘突下，旁開 1.5 寸處。肩胛骨下角水平連線與脊柱相交處，下緣旁開 2 橫指處即是。左右各一穴。

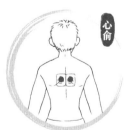

心俞

◎位於背部第 5 胸椎棘突下，旁開 1.5 寸處。肩胛骨下角水平連線與脊柱相交處，上推 2 個椎體，下緣旁開 2 橫指處即是。左右各一穴。

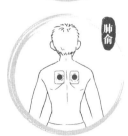

肺俞

◎位於背部第 3 胸椎棘突下，旁開 1.5 寸處。低頭屈頸，頸背交界處椎骨高突向下推 3 個椎體，下緣旁開 2 橫指處即是。左右各一穴。

大暑

立秋。

秋季養陰，護肺抗邪

立秋一般為每年公曆 8 月 7~9 日，標誌着秋季的到來。秋季是萬物成熟收穫的季節，盛夏漸行漸遠，迎來了暑去涼來的初秋。秋天的腳步越來越近，清透的感覺愈發明顯。

古代將立秋分為三候：一候涼風至，二候白露生，三候寒蟬鳴。氣溫由熱轉涼，養生的原則要從「春夏養陽」向「秋冬養陰」轉換，逐漸轉為收斂，以順應秋季榮平之氣，日常飲食起居、精神情志及運動鍛煉要順應「秋收」的自然規律。

當節氣遇上節日：七夕節

七夕節，又稱「七巧節」、「乞巧節」等，一般在每年的農曆七月初七。七夕之時一些地方有配藥的習俗，人們常用松柏、松子、荷葉等入藥配方，能夠潤肺止咳、滑腸通便、養心安神、涼血止血。這些藥食同源的藥材非常適合夏熱不消、秋寒漸增的時節。

秋夕 〔唐〕杜牧

銀燭秋光冷畫屏，

輕羅小扇撲流螢。

天階夜色涼如水，

臥看牽牛織女星。

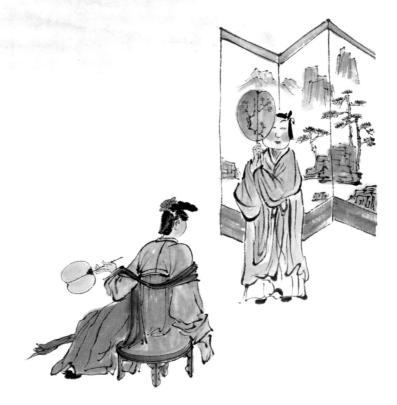

秋風起，應預防多種疾病

立秋是一年之中氣溫由高轉低的轉折期，人體新陳代謝也進入陽消陰長的過渡時期。此時的氣候特點是白天炎熱、夜晚寒涼，易誘發多種疾病，如肝膽系統、呼吸系統及心腦血管系統疾病，要特別注意養護。

但立秋並不是意味着秋天已經到來，炎夏的餘熱未消，白天仍處於高熱狀態。這時候人們往往不適應忽冷忽熱的天氣變化，加之此時降雨仍頻繁，以致濕氣過重，傷人陽氣，容易出現感冒、上火、燥熱等不適。濕氣既是自然界的一種氣候因素，又是一種致病因素，夏季多雨水，導致體內濕邪偏重；立秋過後，陽氣收，陰寒長，晝夜溫差大，白日烈日加之地上水濕，交蒸成濕邪。故此時應避免外感濕邪，雨天避免淋雨。

秋風又被稱為「邪風」、「賊風」。夏季末期，人體陽氣仍值高漲時期，周身血管處於擴張狀態，此時寒邪初升，易侵入人體。若此時風寒之邪侵犯面部，則易引起面部神經炎，即面癱。患有高血壓、冠心病等心腦血管疾病的人尤應注意頭部及四肢的保暖，根據氣溫變化，及時增減衣物，防止寒濕之邪侵入人體，凝滯血管，突發腦卒中。

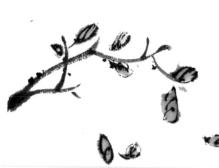

◎秋風起，樹葉漸黃，萬物收斂，人體的氣機也由開放轉入收降，日常養生也要順應這一變化。

秋季是消化系統疾病高發的季節，尤其是便秘和腹瀉。人們經過一個酷暑的煩躁與倦怠，此時胃口逐漸打開，想迫不及待地進行「秋補」。但進補最重要的便是循序漸進，從調理脾胃開始，如果大魚大肉吃得太多、太猛，虛弱的脾胃來不及消化，就會出現腹瀉等不適。

　　秋季也是呼吸道疾病的高發期，正所謂「一場秋雨一場寒」，秋季天氣逐漸轉涼，氣溫變化較快，人體抵抗力下降，寒邪、燥邪打破肺部的防禦系統，細菌、病毒乘虛而入，從而出現咳嗽、感冒、急性支氣管炎等呼吸道疾病。預防呼吸道疾病，首先要避寒保暖，尤其是老年人，要及時增衣適寒；其次，平時應多休息、多飲水、清淡飲食。更要注意居室清潔衛生，可選擇養些綠植、花草，如吊蘭、文竹、仙人掌等，淨化屋內的空氣。

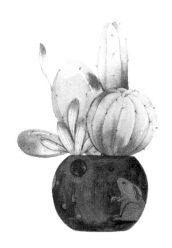

◎仙人掌喜光耐旱，放在室內可吸附灰塵，可以讓房間內的空氣更清新。另外，用食用仙人掌做菜，營養豐富，具有降血糖、降血脂、降血壓等功效。

情

預防中風，遠離「悲秋」

天地之氣講究「春升、夏浮、秋降、冬沉」。立秋過後，夏季暑火漸收，萬物陽氣開始收斂。此時應保持心境寧和，收斂躁怒浮火，保持立秋節氣的生活態度。立秋的「收養」講究一個「慢」字。

中老年人早上起床的速度要慢。早晨睜眼後應緩慢起身，避免突然起身引起血壓升高。其次是要減少久坐。久坐會使氣血運行不暢，不能及時清除動脈中的斑塊，增加血栓生成風險。所以立秋過後應減少久坐時間，增加運動的時間，以舒緩、循序漸進為原則，比如每天慢跑 30 分鐘、打打太極拳。

秋燥易動肝火，立秋過後，人們脾氣偏於急躁，過於激動的情緒，會造成交感神經興奮，引起血管收縮，從而使得血壓升高、血糖升高，造成對心腦血管的損害，增加中風的風險。日常生活中需穩定情緒，保持積極樂觀的心態，避免大喜大悲。

悲傷憂慮的情緒會傷肺。秋季淒涼的景象，容易讓人感懷悲秋，產生抑鬱、煩躁、憂慮等情緒，即「悲秋」。可以經常和朋友、家人談心，講出心中煩悶之事，也可以約上三五知己，到公園、茶樓品茶聊天，舒暢情緒，走出「悲秋」。

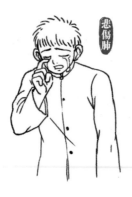

悲傷肺

◎秋應於肺，在志為憂，故立秋過後人們心情容易抑鬱，這是人體生理時鐘不能適應日照的變化而引起的紊亂。初秋季節，情志養生應收神斂氣，少動情，少生氣。

秋季人體津虧液燥，容易口乾口渴，練習叩齒咽津可改善這一症狀。對牙齦炎、齲齒、消化不良等都有一定的治療作用。正如古人所云：「清晨叩齒三十六，到老牙齒不會落」。

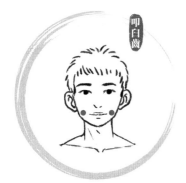

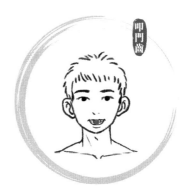

◎晨起時，輕閉口唇，先叩臼齒（口腔後方兩旁的牙齒）36次，再叩門齒（即門牙）36次，然後用舌頭舐牙周3~5圈。

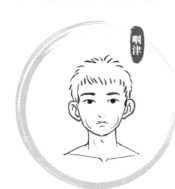

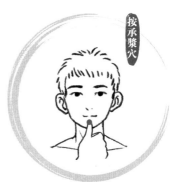

◎即咽下唾液。先用舌頭舐上齶、牙齒周圍及唇內，然後兩腮作漱口狀，待唾液滿口時再咽下，想像咽下的唾液一直進到小腹的丹田之中。當出現口腔潰瘍、牙齦腫痛等情況時不宜練習。

◎按承漿穴可生津潤燥，緩解口渴症狀。承漿穴在面部，也就是下唇和下頜之間的溝。手指用力按此穴，會感覺口腔內湧出分泌的唾液。按壓承漿穴10次左右，口乾口渴症狀會有所緩解。

叩齒咽津，改善口乾舌燥

食

立秋要「啃秋」，健康過秋天

立秋有「啃秋」這一頗具儀式感的習俗。「啃秋」和立春的「咬春」有異曲同工之妙。「啃秋」是指立秋吃西瓜的習慣。人們認為立秋吃西瓜可以預防腹瀉，並且立秋之後天氣漸涼，繼續吃寒涼的食物會損傷人體腸胃，故立秋之後便不再提倡吃西瓜了，因此立秋時就要擺滿一桌時令瓜果，大快朵頤地「啃秋」。

立秋時節的向日葵是百花中的主角，開得燦爛。向日葵的花盤裏還會長出一粒粒葵花籽，無論是直接吃還是炒過之後吃，都很美味。葵花籽中油脂含量比較高，適量食用可潤腸通便，緩解「秋燥」帶來的腸燥便秘症狀。

此外，立秋到處暑這段時間正好會遇到七夕節，在浙江一帶有七夕吃巧果的食俗。人們用油、麵粉、糖、蜜製作成各種小巧的點心，放到油鍋裏烹炸後稱為「巧果」。

立秋容易受風寒，引起頭痛、鼻塞、咳嗽等不適，醫學上稱之為「秋燥綜合征」。中國古代有「朝朝鹽水，晚晚蜜湯」的說法，每天早上起床喝一杯淡鹽水，晚上睡前喝一杯蜂蜜水，補水又抗老。

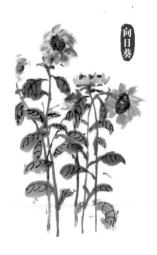

向日葵

◎葵花籽中亞油酸含量可達70%，有助於降低人體的血液膽固醇水平，保護心血管健康。此外，每 7 克葵花籽中就含有 1 克膳食纖維，適量吃有助於腸道蠕動，緩解便秘。

杏皮水，護肝又潤肺

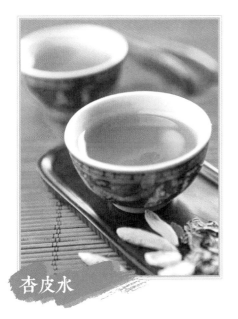

杏皮水

立秋養生，主張以收斂為原則，而收斂在食物性味中又以酸味為主。立秋吃點新鮮酸味果蔬如杏子、柑橘、菠蘿等都是不錯的選擇。同時適當食用芝麻、蜂蜜、枇杷等柔潤之品，可以補益肺和胃，預防秋燥。

/ 材料
o 杏子 300 克
o 檸檬片、青瓜片、薄荷、蜂蜜各適量

/ 做法
1. 杏切小塊，涼水中浸泡一會兒，杏和水的比例是 1：3。
2. 將杏和水一同放入鍋中，小火煮 2 個小時左右。待杏變色、湯汁黏稠、杏皮軟糯，濾出杏皮水。
3. 濾出的杏皮水放涼後，放入適量檸檬片、青瓜片、薄荷、蜂蜜即可。

　　此茶飲能潤肺定喘、生津止渴，可以預防咳嗽、哮喘等呼吸道疾病。

「縮身拱背式」導引，強化心肺功能

《管子》中有言:「秋者陰氣始下，故萬物收」。立秋是秋季的初始，陽氣漸收，陰氣漸長，是萬物成熟收穫的季節。人體腰背屬陽、胸腹屬陰，此時可選擇「縮身拱背式」導引練習。

縮身拱背式

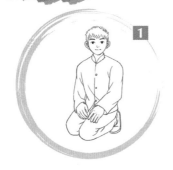

1

◎正身跪坐，雙手自然放於兩腿上，頭正頸直，含胸並保持呼吸均勻，精神集中，全身放鬆。

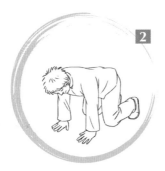

2

◎俯身伸脊，雙手觸地，身體重心前移，兩臂、兩腿支撐身體，並與地面垂直，頭、頸、背、脊、腰伸平成一條直線。

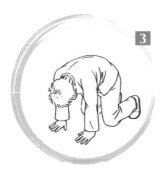

3

◎調勻呼吸後，將脊柱及腰背盡量向上拱起，同時收腹凹胸，頭部向尾椎（即長強穴），盡量向內收攏，動作到最大幅度時，停留3個呼吸的時間。

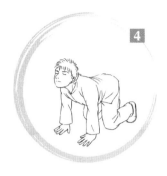

◎頭和尾椎向上伸展，同時脊柱、胸腹盡力向下伸展，使身體成「U」形，動作到最大幅度時停留 5~10 秒。

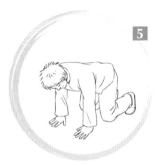

◎胸腹、腰背放鬆，頭向前、尾椎向後，脊柱再次伸展成一條直線。

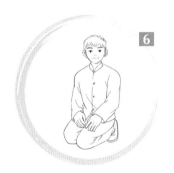

◎重複以上練習，脊柱做上下伸展各 3 次後，重心後移，臀部坐於足跟上。上身豎直，雙手收回，放在大腿上，還原成跪坐的姿勢，目視前方，呼吸調勻，全身放鬆。

　　通過縮身拱背、伸展胸腹的練習，促進人體陰陽、氣血的運行，還可以鍛煉脊柱、調理兩脅膽經，也可起到強化心肺功能的作用。

處暑

適溫調攝，少辛多酸

處暑一般為每年公曆 8 月 22~24 日，處暑是反映氣溫變化的節氣。「處」字有止、去之意，《月令七十二候集解》有言：「處，止也，暑氣至此而止矣。」此節氣一到，代表炎熱的暑天終於結束，人們正式迎來了一年之秋。四時俱可喜，最好新秋時。處暑時節到，三伏天氣已接近尾聲，夏天的暑氣逐漸消退，天氣轉而適宜，向秋冬寒涼轉變。在這一時節，要適應氣候變化，顧護肺脾，滋陰潤燥，補氣補血，要注意防燥防寒，穿衣有度，飲食上少辛多酸。

處暑習俗

處暑前後正是初秋時節，久晴無雨，氣候乾燥。這時候多吃一些清涼多汁的水果，比如梨、柚子、葡萄等，不僅能補充水分和維他命，還能緩解秋燥。廣東、廣西地區在處暑有煲藥茶的習俗。此外，中元節正好在處暑前後，人們會在江河之中放河燈，來表達對親人的思念之情，並寄託自己美好的祝願。

山居秋暝（節選）〔唐〕王維

空山新雨後，天氣晚來秋。

明月松間照，清泉石上流。

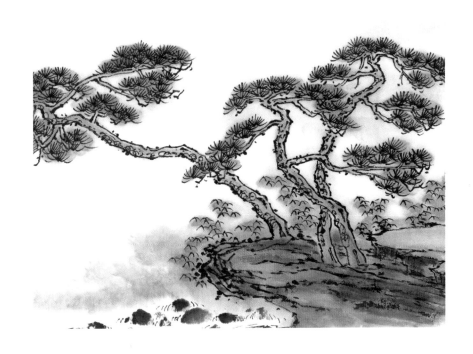

寒涼漸生，顧護陽氣

處暑時節到，暑氣漸漸消盡。雨水漸降的同時，寒涼漸生，應注意避涼，以免傷及體內陽氣。由熱轉涼的交替時期，自然界的陽氣由疏泄趨向收斂，人體內陰陽之氣的盛衰也隨之轉換，為人體陽氣的收斂創造了良好條件。故而處暑時節應順應「陰津內蓄，陽氣內收」的養生原則，適當增加衣物，晚上睡覺關好門窗，蓋一床毯子避免着涼，注意胃部保暖，以免秋風漸涼使胃部受寒，造成清陽不升，中氣下陷，導致出現腹痛、腹瀉、臟器下垂等症。

此時節呼吸系統疾病也開始「蠢蠢欲動」，有哮喘病史的患者應注意避寒，防止受涼。若一味貪涼而過度吹風、吃冷飲，還容易導致疾病復發，如肩周炎、頸椎病、痛風等慢性病。中醫學認為「寒主收引」，指出寒邪與人體疼痛有一定關係，溫度下降加之皮膚緊實，寒邪滯留體內，造成筋脈疼痛，影響日常活動。

人體潛在疾病也容易感寒而發。氣溫下降的同時，血壓控制不佳的中老年人還應警惕腦出血、腦梗死等疾患的發生，要定期檢測血壓，及時調整用藥。

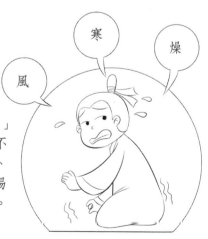

◎民間有「二八月亂穿衣」的說法，以此表明天氣的不穩定性，「六邪」中的風邪、寒邪、燥邪在此時節都容易侵入人體，起居要格外留心。

處暑時節，白天燥熱，早晚秋涼漸生，進補講究「補而不峻，潤而不膩」。飲食方面應注意少食辛辣、煎炸等熱性食物，以及大蒜、葱、薑、八角等調味品，防止秋氣挾內燥傷肺。多吃酸味有助於收斂肺氣，護養肝氣，幫助人體調節臟器功能。

中醫有「處暑節氣，當健脾為先」的說法。處暑期間，中午氣溫仍然較高，出汗會引起體內濕氣偏重，脾為濕所困，易加重氣陰兩虛。氣虛則出現四肢乏力、口乾、便秘等。日常飲食應適當吃健脾益氣的食物，如粗糧、豆類、菌類等。

秋天常感覺四肢乏力。「秋乏」與體液偏酸有關，多吃鹼性食物能中和肌肉產生的酸性物質，緩解「秋乏」。常見的鹼性蔬菜有白菜、青瓜、紅蘿蔔、芹菜等。

燥邪常伴隨一系列以「乾」為特點的症狀，如口鼻乾燥、口唇乾裂、皮膚乾燥、大便乾結等，此時養生自然要注意補充水分。日常多喝開水，也可加量飲用淡鹽水、蜂蜜水、淡茶、新鮮果汁、牛奶等，均有良好效果。

◎顏色豐富的鹼性蔬菜既能清補脾肺，又能調整體液的酸鹼，緩解換季帶來的疲乏不適。

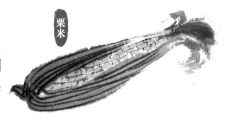

粟米

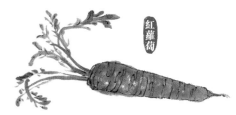

紅蘿蔔

食

夏秋之交，吃鴨平補

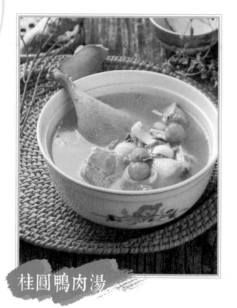

桂圓鴨肉湯

處暑時節膳食養生有多種選擇，民俗有「處暑送鴨，無病各家」的說法。秋鴨肥美，味甘性涼，既可滿足口腹之慾，又可緩解秋燥，起到祛濕解熱、補氣養生的功效。

/ 材料

o 鴨肉 500 克
o 龍眼肉 100 克
o 羅漢果、葱各 3 克
o 薑、蒜各 5 克
o 洛神花 6 克
o 冰糖、鹽、白胡椒各 2 克

/ 做法

1. 鴨肉去掉脂肪，切花刀，以便入味。鍋中放油，燒熱後煎鴨肉。
2. 將煎好的鴨肉放在湯鍋裏，放入其他處理好的材料，燉煮 30 分鐘即可。

洛神花、龍眼肉都能促進新陳代謝，從而起到活血補血的作用。羅漢果被人們譽為「神仙果」，具有潤肺止咳的功效，可以緩解秋燥。

處暑煎茶，養陰潤肺

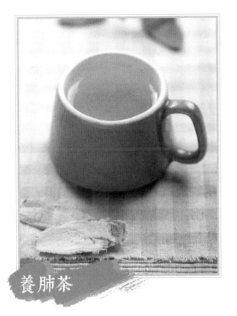

養肺茶

處暑煎藥茶的習俗從唐代開始盛行，每當處暑時節前後，可從藥店配製藥方，在家煎茶備飲。煎藥茶有兩個寓意，一求入秋吃點「苦」，生活樂悠悠；二求清熱袪火，消食清肺，預防感冒。這裏介紹的是一款養肺的茶飲。

/ 材料

o 白朮、防風、麥冬各 10 克

o 黃芪 20 克

o 百合 30 克

o 蜂蜜或冰糖適量

/ 做法

1. 白朮、防風、麥冬、黃芪浸泡後搗碎，加水煎 20~30 分鐘，取藥茶後去渣。

2. 放入百合煎煮 30 分鐘後即可。可加入適量蜂蜜或冰糖調味。

麥冬性微寒，味甘、微苦，歸心、肺、胃經，是滋養清潤的中藥材，可以養陰生津、潤肺清心，和白朮等搭配，適合秋季口乾舌燥之人。

處暑

反捶脊背，緩解腰酸背痛

反捶脊背這一導引動作從益氣養肺角度出發，遵循經絡循行的方向，可以緩解腰酸背痛等不適。平時做該動作可袪人體寒濕之氣，緩解風濕滯留而成的肩背痛、胸痛、脅肋痛、四肢關節疼痛以及咳嗽、喘逆等疾患。

反捶脊背

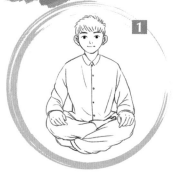

◎正身盤坐，雙手自然放在兩膝上，調勻呼吸，集中精神，放鬆全身。

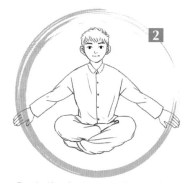

◎隨着呼吸逐漸將兩臂內旋，小指在上，拇指在下，掌心向後，手臂向身體左右兩側伸展，目視前方。

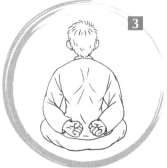

◎均勻呼吸，雙手緩慢握成空拳，同時兩拳向後划弧，至拳眼輕輕抵在骶骨兩旁。

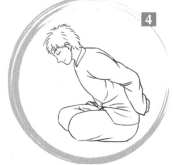

◎後背保持放鬆挺直狀態，同時身體微微前傾，有拔伸脊柱的感覺。兩拳沿脊柱兩側由下至上輕輕捶打。

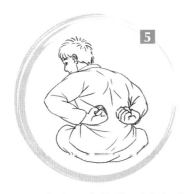

◎頭向左後方轉動，同時兩拳保持由下至上捶打脊柱兩側的動作。

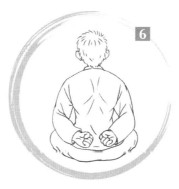

◎頭身緩慢轉正，同時兩拳繼續沿脊柱兩側由下至上輕輕捶打。

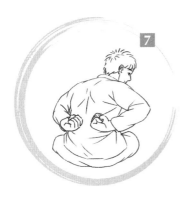

◎頭向右後方轉動，同時兩拳保持由下至上捶打脊柱兩側的動作。左右各做 1 次為 1 遍，共做 3 遍。

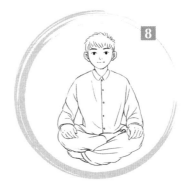

◎沉肩墜肘，鬆腕舒指，下落還原，雙手自然放在兩膝上，呼吸自然，放鬆全身。

　　反捶脊背這一導引養生功特別適合長期久坐不動、伏案工作的人群。在練習過程中左右轉動頭部，拍打脊背，可起到放鬆全身、通暢氣血的作用。

處暑

搓魚際，有利肺氣宣降

搓魚際可補益肺氣，尤其適合平時少氣懶言、倦怠乏力之人，季節交替時搓魚際，還可以預防反覆感冒。時常揉搓雙手大小魚際，最能調暢肺氣，有助於人體肺氣宣降，緩解肺部疾病，還可以緩解周身反覆發作性疼痛，如腰痛等可隨呼吸加重的全身性症狀。

搓魚際

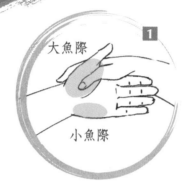

大魚際

小魚際

◎大魚際位於大拇指一側隆起處，小魚際位於小指一側隆起處。按摩時，用一隻手的大拇指反覆點按大小魚際處。

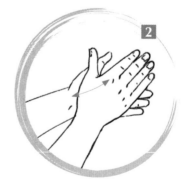

◎兩側大小魚際也可相向摩擦，每次5~10分鐘，感受到微微發熱即可。

處暑時節正處夏秋季節交替時分，此時氣候轉燥，人體津液減少，易引起便秘等症狀。此時可選擇刮痧來調理身體，既有利於調氣行血、活血化瘀，又能舒筋通絡、驅邪排毒，緩解便秘症狀。

大腸俞穴位於腰部第 4 腰椎棘突下，旁開 1.5 寸處，即兩側髂脊高點漣線與脊柱交點，旁開 2 橫處，左右各一穴。小腸俞穴在大腸俞穴下 2 個椎體處。

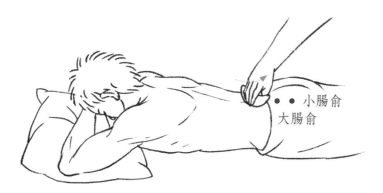

小腸俞
大腸俞

◎在穴位上抹上活血的刮痧油，用刮痧板從上向下刮，從大腸俞穴刮到小腸俞穴即可。刮痧時，要保持室內空氣流通，天氣轉涼時應避免感受風寒，刮痧的時間以 10~20 分鐘為宜。

有些人體虛，刮痧時力度要輕一些。為了增加療效，刮痧之後可配以走罐，並留罐 10~15 分鐘。拔罐前，在所拔部位的皮膚或罐口上先塗上潤滑介質，再將罐吸拔於所選部位的皮膚上，握住罐子，扶着並拉緊皮膚，向上、下或左、右移動。如果便秘嚴重，還可刮拭腹部的天樞穴（肚臍旁開 2寸）。刮拭時從上而下，並鼓起肚子，有利於改善腸腑功能，減輕或消除腸道功能失常導致的便秘。

白露

重在養陰，適度「秋凍」

白露一般為每年公曆 9 月 7~9 日，民間有言：「白露秋風夜，一夜涼一夜。」從白露這一天起，暑氣漸消，天氣轉涼，秋高氣爽，寒生露凝，氣候轉變時最易釀生疾病，因此白露時節更要注意做好養生保健工作。白露養生重在「養陰」、「養肺」，注意培補體內陰液，稍有不慎，就會出現咳嗽、口乾舌燥等不適。順應「秋主收」的規律，蓄養陰精，為來年陽氣升發打基礎。

白露習俗

很多地方在白露這一天有收集清晨露水的習俗，傳說清晨花朵和樹葉上的露水可以治百病，增氣色。有些地方還有釀白露米酒、喝白露茶的習俗。另外，在江蘇太湖流域，民間有在白露時節祭祀「水路之神」大禹的習俗，以求在捕撈季可以豐收。

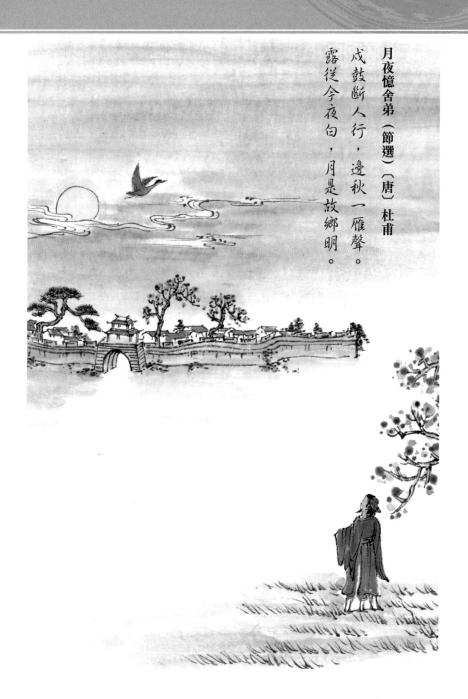

月夜憶舍弟（節選）〔唐〕杜甫

戍鼓斷人行，邊秋一雁聲。

露從今夜白，月是故鄉明。

衣

白露「不」露，合理「秋凍」

俗話說「白露身不露，寒露腳不露」，民間還有「白露身勿露，着涼易瀉肚」的說法。白露節氣後氣溫下降速度加快，早晚溫差較大。如果這時穿得過少，裸露在外的肌膚過多，冷空氣就會刺激皮膚，加上此時正氣虧虛，無力抵禦寒邪，容易出現肺部及呼吸道疾病，如發熱、咳嗽等。如果風邪之氣侵犯經絡筋骨，還會導致四肢關節疼痛。晚上睡覺應關上窗戶和空調，換上長袖睡衣入睡，夜間蓋好被子，尤其是要注意腹部和四肢關節的保暖。

在不損害健康的基礎上，應該適當「秋凍」。添衣不宜一下子添得太多太厚，以免體內的熱氣堆積，導致乾燥上火。到了白露時節，各地氣候條件不一，中國北方地區降水明顯減少，秋高氣爽，比較乾燥；長江中下游地區降水增加；東南沿海，特別是華南地區，還可能會有颱風造成的大暴雨天氣。因此，是否進行「秋凍」，應當根據個人體質和當地氣候條件等綜合判斷。

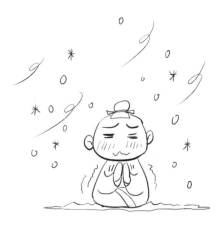

◎「秋凍」並不是不保暖，而是循序漸進的增添衣物。一方面可以增強身體對寒冷環境的耐受性，另一方面也是順應秋天養陰的原則。

多酸少辛，慎食海鮮

白露時節為肺臟主令，肺主肅降，酸味可收斂肺氣，順應肺之肅降功能。可適當增加酸味食物，以助肝氣，使肝木免受肺金克制。秋季宜收不宜散，辛味發散瀉肺，因此飲食上不宜多吃辛味食物。此外，白露時節，陽氣漸衰，應少吃苦瓜、萵筍等苦味食物，以免苦寒敗胃，耗傷人體陽氣。

白露時節，氣候轉涼，畫夜溫差較大，氣溫驟熱驟寒，若不注重防護，很容易誘發哮喘、氣管炎、咽炎以及過敏性鼻炎等呼吸系統疾病。這類人群要慎食帶魚、螃蟹、蝦類等海產品。海鮮多為大寒之品，多食易傷脾胃，還可能會誘發或加重過敏性疾病。

此時節雨水較少，空氣乾燥，易耗傷津液，在飲食上，應當以健脾潤燥為主。俗話說：「蘋果梨子大批卸，冬瓜南瓜回了家。白露棗兒兩頭紅，核桃熟了該挨棍。」說的是白露時節正是瓜果成批上市的時候，也是進補的大好時機，可選用不燥不膩的平補之品，如百合、蜂蜜、蓮子、大棗、山藥、銀耳、枸杞子、黑芝麻、核桃、白扁豆等。還可順應肺的清肅之性，多吃粗糧和富含膳食纖維的蔬菜，可以促進排便，以防腸道積滯，化火傷津而致大便乾結。

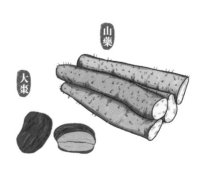

◎山藥具有益氣養陰、補脾潤肺等作用；大棗可以補氣養血。二者一起煮粥，可以緩解此時節脾氣不足、津液較少等不適。

白露前後桂花開，來杯醒胃茶

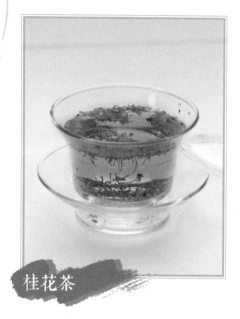

桂花茶

民間有「春茶苦，夏茶澀，要好喝，秋白露」的說法。白露時節正是茶樹生長的好時節。白露茶有一種獨特的清香味，此時細品一杯茶，不失為一件雅事。

/ 材料

o 曬乾的桂花、烏龍茶各 3~5 克

/ 做法

將曬乾的桂花和烏龍茶一同放入杯中，加入適量沸水，沖泡 5~6 分鐘即可。

到了秋季，方圓十里的空氣裏似乎都彌漫着桂花的香氣，桂花不僅可以觀賞，還可以用來泡茶飲。桂花性溫，有辟臭、醒胃、化痰的功效。

白露也是開始收穫果實的時節，有「處暑高粱白露穀」的說法。江蘇、浙江一帶鄉間有釀白露酒的習俗，每年白露一到，家家用糯米、高粱等五穀釀酒。這種酒略帶甜味、溫中含熱，有利於寒氣的散發。但飲酒要適度，不可貪杯。

呼吸吐納，排出體內濁氣

　　白露時節天高雲淡，天氣涼爽，特別適合戶外運動或健身。在室外進行呼吸吐納，可以吸收自然界清氣，排出體內濁氣，增強支氣管功能，保持呼吸道通暢，增強抗病力。

呼吸吐納

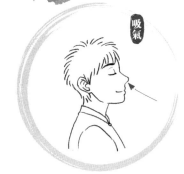
吸氣

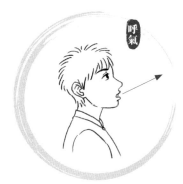
呼氣

◎站立，雙手放在上腹部，然後有意識地做腹式呼吸，即吸氣用鼻，呼氣用口，吸氣時腹部隆起，呼氣時腹部收回，盡量拉長氣息，以排出體內濁氣。每次 20 分鐘左右，每天 1~2 次。

靜呼吸

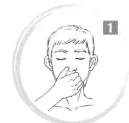
1

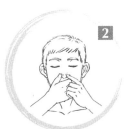
2

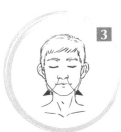
3

◎先用右手大拇指按住右鼻孔，慢慢地由左鼻孔深呼吸，有意識地讓空氣朝前額流去。可以閉上眼睛，想像自己吸進的空氣是有顏色的，如藍色、淡黃色或綠色，這樣會使人感到全身放鬆，充滿活力。當肺部空氣飽和時，左手的食指把左鼻孔按住，屏氣 10 秒鐘。最後放開鼻孔，同時想像體內的煩惱隨二氧化碳一起排出體外。按住左鼻孔重新開始。左右各做 1 次為 1 遍，做 5 遍。

白露

中醫把肺稱為「華蓋」，就是帝王座駕上的傘。肺臟處於五臟六腑的最高位置，就相當於帝王頭上的傘。在五臟六腑最高處的肺得到了滋養，那麼剩下的腑髒就都能得到滋養。白露時節，肺部正常「工作」十分重要，可以揉一揉關元穴、三陰交穴等養生要穴，起到健脾補腎、排毒祛濕、固本補氣、養肺滋陰的功效。

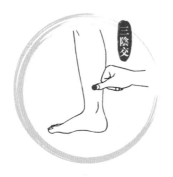

◎是 3 條陰經交會的地方，位於內踝尖上 3 寸，脛骨後緣處。正坐，脛骨內側面後緣，內踝尖直上 4 橫指處。每天按揉 3~5 分鐘。

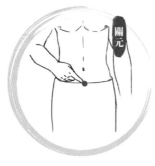

◎位於臍下 3 寸處，即在前正中線上，肚臍向下 4 橫指處。可以每天用食指按揉該穴位 3~5 分鐘，以微微發熱為度。

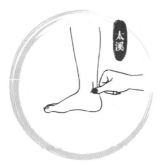

◎位於內踝尖向後凹陷的位置。坐位垂足，由足內踝向後推至與跟腱之間凹陷處。每天按揉 3~5 分鐘，以有酸脹感為度。

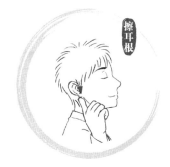

白露過後，有些人開始出現手腳發涼、倦怠乏力等症狀。這些都是人體陽氣不足，特別是腎陽不足的表現，應注意溫陽氣、補腎氣。搓耳朵就是一種既簡單又有效的養生方法。

擦耳根

◎雙手拇指指腹沿耳屏向上環繞耳根揉擦，轉動 1 周為 1 次，共擦 10 次。

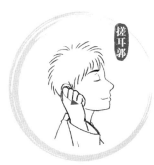

搓耳郭

◎食指彎曲置於耳郭外面凹陷內，拇指在耳背相應部位，兩指向相反方向搓動，沿耳郭周邊從耳輪腳、耳輪搓到耳垂為 1 次，共搓 10 次。

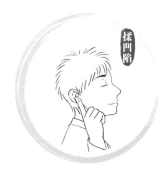

揉凹陷

◎耳輪外面不規則的凹陷溝槽，可用食指指腹仔細揉搓 10 次，左右同時進行。

耳朵是許多經脈和穴位的集合處，臟腑之精氣通過經脈上充於耳，腎也開竅於耳。平時可以多做一些搓耳練習，以局部發熱為度。

搓搓耳朵，溫補腎

白露

秋。分。

陰平陽秘，預防秋燥

秋分一般為每年公曆 9 月 22~24 日，秋分過後就逐漸步入深秋了。秋期過半，在中國部分降溫較早的地區，秋分時節見霜已不足為奇。此時天氣漸漸轉涼，應當注意防止「寒涼之氣」傷身。《春秋繁露‧陰陽出入上下篇》中亦記載：「秋分者，陰陽相半也，故晝夜均，而寒暑平。」秋分，陰陽平分，人們在養生中應遵循「陰平陽秘，精神乃治」的原則，頤養肺氣，預防秋燥。

當節日遇上節氣：中秋節

每年農曆的八月十五，是傳統的中秋佳節。中秋佳節有賞月、吃月餅、飲桂花酒等習俗。秋分這一天曾是傳統的「祭月節」，自古便有「春祭日，秋祭月」之說。據考證，最初「祭月節」定在「秋分」這一天，但由於秋分農曆時間每年都不同，而祭月以圓月為佳，所以後來就將「祭月節」調至農曆的八月十五，即中秋。

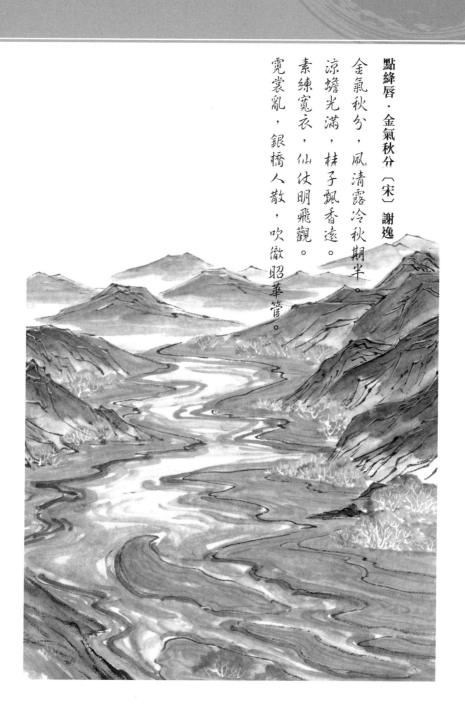

點絳唇・金氣秋分 〔宋〕謝逸

金氣秋分，風清露冷秋期半。
涼蟾光滿，桂子飄香遠。
素練寬衣，仙仗明飛觀。
霓裳亂，銀橋人散，吹徹昭華管。

秋分時，自然界的陽氣由疏泄趨向收斂、閉藏，人們容易感到倦怠乏力，出現「秋乏」症狀，因此，要保證充足的睡眠。一方面要早睡早起，早睡以順應陰精的收藏，以養陰養肺；早起以順應陽氣的舒長，使肺氣得以舒展。建議睡好子午覺，要保證晚上 11 時前入睡，並在白天適當午睡。

晨起時可做輕負荷的床上運動，如呼吸吐納、靜態坐功等，有利於活血通絡、提神醒腦，增強呼吸功能。

俗話說，「一場秋雨一場寒」，氣溫逐漸降低，日夜溫差較大，人們容易受涼，要格外注意避寒就溫，做好保暖工作。在衣服的衣料選擇方面，應考慮穿着透氣性好和保暖的面料。有利於皮膚的新陳代謝。中醫認為，肺主皮毛，而秋季應於肺，故皮毛的「呼吸舒暢」對肺的宣發、肅降有至關重要的作用。

秋分時天氣已經轉涼，但適當「秋凍」仍很有必要。過早穿上厚衣服，身體與「涼」接觸太少，易導致體溫調節中樞不能及時調整過來，調節體溫的能力就會下降，人體很難適應寒冷的冬季。但「秋凍」也不要過頭，尤其是有呼吸系統疾病、胃病、關節炎等病史的人，要適當保暖，不要受凍，防止舊病復發。

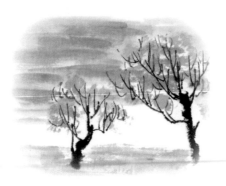

◎從秋分開始，陰氣開始旺盛，因此打雷變少。雷聲是暑氣的終結，秋寒的開始，也是萬物開始衰敗的徵兆。

收斂神氣，「以平為期」

「自古逢秋悲寂寥」，秋分時節，秋風蕭瑟，人們容易觸景生情，感到悲傷或煩躁，出現「悲秋」。秋分是一個晝夜時間相等的節氣，養生應該遵循陰陽平衡的規律，所以情志養生的總原則是：收斂神氣，「以平為期」，即培養樂觀情緒，心態要平和，保持神志安寧，避肅殺之氣，收斂神氣，適應秋天平容之氣。此時行事忌「滿」宜「斂」，當收放自如，不宜太張揚，避免緊張、焦慮、惱怒等不良情緒的刺激。

中醫有「常笑宣肺」一說，當人在笑的時候，會不自覺地進行深呼吸，清理呼吸道，使呼吸通暢，可改善肺燥。此時節可多外出遊玩，做適當的戶外有氧運動，如散步、打太極、登高遠眺等，促進人體多巴胺分泌，加之戶外美景可以陶冶情操，可使人心曠神怡。

秋分過後，自然界呈現一片蕭殺的景象，草黃葉落，人也容易覺得悲憂傷感。此時應提高自我心理調節能力，力爭使自己達到「不以物喜，不以己悲」的境界。平時可選擇培養一些如釣魚、養花、練習書法等修身養性的興趣愛好，或者聽一些輕鬆愉快的歌曲，玩一些有趣的小遊戲，給生活增添樂趣，悲傷、煩躁等不良情緒則頓然消散。

◎秋高氣爽的時節，溫度適宜、風景優美，非常適合秋釣，以陶冶情操、頤養心神，心煩、焦躁等不良情緒自然消失。

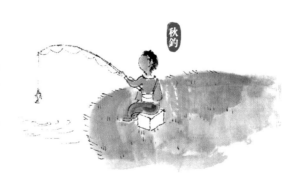

秋釣

動靜結合，提高抵抗力

秋分前後，鍛煉最好是動靜結合，動則強身，靜則養體，選擇輕鬆平緩、活動量不大的運動，使周身微微汗出即可。出汗過多會損耗津液，消耗陽氣。鍛煉後若出汗較多，可適量補充一些水分。

動態鍛煉

動態鍛煉可以選擇健身操、廣場舞和健身球。健身操是一項有氧運動，隨時隨地可以進行。在運動時跟隨音樂擺動肢體，舒展全身。在秋分時節，可以做輕柔舒緩類的健身操，以促進新陳代謝，改善血液循環，增強關節靈活性，放鬆身心。

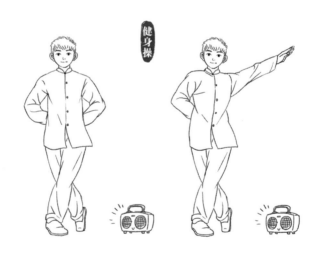

健身操

手握健身球可以刺激手掌第2、第3掌骨，有利於調節中樞神經的功能，起到鎮靜怡神、健腦益智的功效，從而增進自身臟腑的生理功能，發揮「動則不衰」的作用。健身球運動量小，不受場地的限制，鐵球和手掌皮膚的頻繁摩擦也會因為靜電以及熱效應產生熱量，促進人體的血液循環。

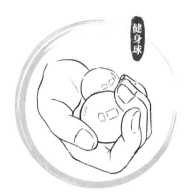

靜態鍛煉

　　靜態鍛煉，可以練習靜態坐功，以疏通經絡，養肺潤燥，提高抵抗力，增強體質。還可以配合叩齒、咽津、吐納等中醫特色養生功法。

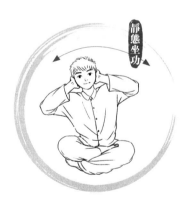

　　◎選擇下午 1~5 點的某個時間段，兩腿盤坐，手掌蓋住耳朵，其餘四指放在後腦勺上，十指相對。身體向左右交替傾斜，過程中保持穩定，各做 15 次。結束後做幾次深呼吸放鬆。

《遵生八箋》中指出：「秋氣燥，宜食麻以潤其燥，禁寒飲食，禁早服寒衣。」就是說秋分節氣氣候乾燥，應當多進食一些如蜂蜜、芝麻、杏仁等味甘淡、滋潤的食品，既可健運脾胃，又能頤養肺氣、清潤大腸。

秋分時節，飲食上可根據個人的具體情況，適當增加甘、淡、酸、滋潤的食物，但不可太過。以陰陽平衡為出發點，平衡飲食五味，做到營養均衡。吃飯的時候要細嚼慢嚥，既有利於食物的消化吸收，又能通過食物保持腸道的水分，以生津潤燥，達到防治秋燥的目的。

秋分後寒涼之氣日漸濃郁，要謹記「秋瓜壞肚」，不適合吃太多寒涼食物，生鮮瓜果不宜多食，適量即可。此外，正值中秋節前後，螃蟹、月餅等節令食品上市，在一飽口福的同時還要有所節制，不可貪食。螃蟹要蒸熟煮透，徹底殺滅細菌及各種寄生蟲，以免引發急性腸胃炎等疾病。

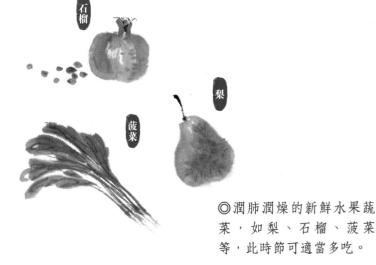

◎潤肺潤燥的新鮮水果蔬菜，如梨、石榴、菠菜等，此時節可適當多吃。

秋分喝秋湯，平安又健康

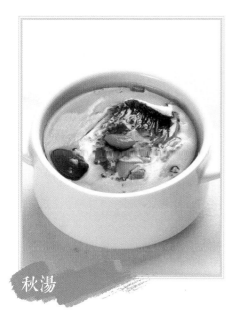

秋湯

為了抵禦秋燥，增強抵抗力，在嶺南地區有「秋分吃秋菜」的習俗。「秋菜」是一種野莧菜，當地人稱之為「秋碧蒿」，葉細而嫩綠，營養豐富，素有「長壽菜」的美稱。適當吃點野莧菜，有增強抗病、防病能力的作用，還可預防口乾、唇裂、咳嗽等。

/ 材料

o 鯇魚 1 條

o 莧菜 300 克

o 生薑 1 小塊

o 雞蛋 1 個

o 澱粉、鹽、麻油、葱、枸杞子、大棗各適量

/ 做法

1. 莧菜掐下嫩葉並洗淨；鯇魚去皮、去骨，切片。
2. 將雞蛋打入碗中並攪散，加入水、澱粉、鹽調成糊，將魚片用糊抓勻。
3. 枸杞子、大棗洗淨；葱洗淨切葱花；生薑洗淨切薄片。
4. 鍋中加水燒熱，下生薑片、大棗、莧菜嫩葉煮開，下魚片滑散煮開，加少量水澱粉攪勻，加入鹽調味，出鍋前加麻油，放入枸杞子和葱花即可。

「雙手托天理三焦」，理氣血，增力氣

秋分推薦做一做「雙手托天理三焦」導引動作，理順臟腑之氣，打通氣血。三焦為六腑之一，是上、中、下三焦的合稱。三焦是一身之氣上下運行的通道。腎精化生的元氣，通過三焦送至全身，以推動各個臟腑組織的功能活動。因此三焦通行元氣的功能，關係到整個人體的氣血運行。

雙手托天理三焦

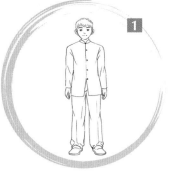

◎雙腳分開，與肩同寬，兩臂自然下垂在身體兩側。

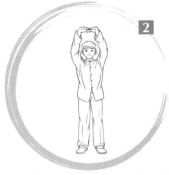

◎緩慢將雙手從左右兩側上舉至頭頂，雙手手指交叉，掌心朝上如托天狀。

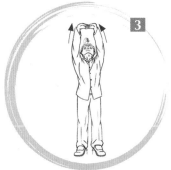

◎目視雙手，同時將兩腳腳跟抬起，停留5~10秒。

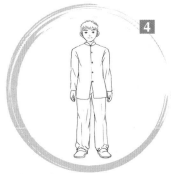

◎將兩臂放下，同時兩腳腳跟輕輕着地。如此反覆多次。

所謂「四心」即手心和腳心。秋分時經常按揉四心，能預防秋燥和秋濕。

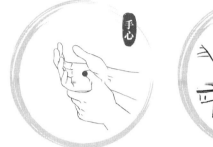

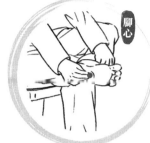

◎雙手交替互相按揉手心，再按揉腳心。每次按揉 5 分鐘左右，每日睡前按揉 1 次。

另外，按揉孔最穴可以肅降肺氣、清瀉肺熱，減輕咽乾咽癢、乾咳等不適，緩解秋燥。

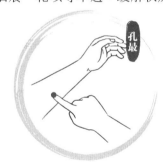

◎孔最穴在前臂掌面橈側（即靠近拇指的一側），腕掌側遠端橫紋上 7 寸處。手臂向前，仰掌向上，另一隻手握住前臂中段處，拇指指向橈側，拇指指甲垂直下壓處。左右兩側每天各按揉 1~3 分鐘，每天按揉 1 次。

風池穴也是祛風散寒、疏解頭部經絡的要穴，可改善「秋乏」，緩解頭暈。

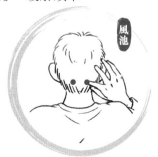

◎正坐，後頭骨下兩條大筋外緣陷窩中，與耳垂齊平處即是。用食指指腹按揉風池穴，以感覺酸脹為宜，每次 1~3 分鐘，每天按 1~3 次。

按

按揉「四心」及穴位，防秋燥

秋分

寒露

適時添衣，飲食溫潤

寒露一般為每年公曆 10 月 7~9 日，白露、寒露、霜降三個節氣，都表示水汽凝結現象。寒露節氣是天氣轉涼的象徵，標誌着天氣由涼爽向寒冷過渡，露珠寒光四射，如俗語所說「寒露寒露，遍地冷露。」這個時候要適時添加衣服，加強體育鍛煉，增強體質，以防感冒。飲食以養陰防燥、潤肺益胃為主，少食生冷，多吃溫潤的食物。

當節日遇上節氣：重陽節

每年農曆的九月初九是中國的傳統節日重陽節。《易經》中把「六」定為陰數，把「九」定為陽數，因此九月初九，兩九相重，故而叫重陽，也叫重九。重陽時節有登高、插茱萸、賞菊、喝菊花酒、吃重陽糕等習俗。

中醫講究「春季升補、夏季清補、長夏淡補、秋季平補、冬季溫補」，在氣溫全面下降之際，可以吃點粟米、栗子、茄子、香蕉、杏仁、雞蛋等。

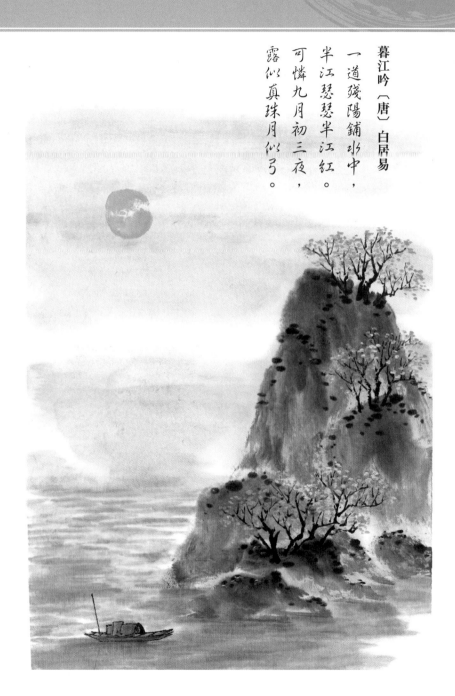

暮江吟　〔唐〕白居易

一道殘陽鋪水中，
半江瑟瑟半江紅。
可憐九月初三夜，
露似真珠月似弓。

「多事之秋」，謹防「涼燥」

　　寒露過後，隨着氣溫不斷下降，心腦血管病、中風、慢性支氣管炎、哮喘等也容易復發。在這個「多事之秋」，老年人尤其要注意身體健康。寒露後，雨水漸少，天氣乾燥，燥邪當令。許多人會出現中醫上所說的「涼燥」症狀，如皮膚乾燥、口乾咽燥、乾咳少痰，甚至毛髮脫落、大便秘結等。所以室內要保持一定的濕度，北方地區室內可裝加濕器，還要注意補充水分，多喝開水。但有些人為了防止口乾，晚上睡覺前會喝不少水，這樣一來，夜尿的頻率就會增加。一些人由於嫌起床冷，即便是有了尿意也下意識地憋尿，這是非常不健康的習慣。尤其高血壓患者，憋尿會使交感神經興奮，導致血壓升高、心跳加快，嚴重的可能導致猝死。

　　中醫理論認為，哮喘一病，宿根為「痰飲伏於內，膠結不去」，一旦氣候變化，就容易引動發病。從時間上看，每年的十月是哮喘病的高發季節。此時節空氣中的浮塵增多，塵蟎滋生，家中寵物脫落的毛髮也多，這些都是容易引起過敏和哮喘的物質。所以，要提早預防，做到有備無患，除了注意天氣變化外，還要注意避免接觸過敏原。

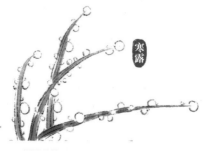

寒露

◎雖然白露和寒露都有露水，但白露的露水是金氣凝結而成，可以養氣色；寒露的露水是寒濕之氣凝結而成，會損傷脾胃，致人生病。

寒露不露腳，不宜再「秋凍」

　　常言道：「寒露腳不露。」研究發現，腳與上呼吸道黏膜之間有着密切的神經聯繫，一旦腳部受涼，就會引起上呼吸道黏膜毛細血管收縮，導致抵抗力下降。腳離心臟最遠，而且負擔最重，再加上腳的脂肪層很薄，保溫性能差，容易受到寒冷刺激的影響。因此，足部保暖格外重要，以防「寒從足生」。寒露過後，可每天晚上用熱水泡腳，並按摩足心。但此時節沐浴不宜過勤，不要用鹼性大的沐浴露。乾性肌膚及慢性濕疹人群應適當使用潤膚霜等，防止濕疹加重或復發。

　　寒露之後要注意肩頸、腰背腹、腳部的保暖。脖子是寒氣入侵的主要部位，可以適當做一下頸部運動，如模仿「烏龜伸脖」的動作，前後伸縮脖子，再左右轉動，可以疏通頸部經絡，防止寒邪入侵。

　　老年人尤其要注意暖腰、暖背腹。這是因為老年人陽氣漸衰，腰背腹如果保暖不夠，會出現腰肌勞損、腹瀉、背痛等症狀，早晚出門時可以穿個馬甲。在天氣好的日子，可以曬曬後背，每次 40~60 分鐘，也可露出腳踝，對着太陽曬曬腳底，有助於驅寒，預防夜間腳抽筋。

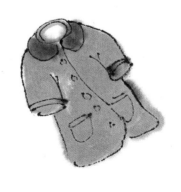

◎寒露之後不宜再過度「秋凍」，尤其是心血管疾病患者，要及時添衣保暖，以免氣溫降低，引起血管收縮，導致疾病發作。

杏仁桑葉茶，潤肺去秋燥

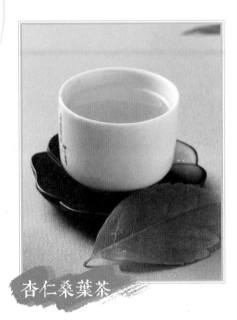

杏仁桑葉茶

秋天是菊花盛開的季節，淡雅潔淨的菊花為蕭瑟的秋天添了一分生氣。菊花不僅有很高的觀賞價值，也是一味功效豐富的中藥。秋天來上一杯菊花養生茶，既能聞花香，又能祛燥潤肺。

/ 材料
o 南杏仁、桑葉、菊花各 8 克
o 綠茶、冰糖各適量

/ 做法
將南杏仁、桑葉、綠茶和菊花放入茶杯中，加入沸水沖泡即可。也可以加入適量冰糖增加口感。

菊花味苦、甘，性微寒，有散風清熱、平抑肝陽和清肝明目的功效，但是發散身體表面邪氣的能力不強，因此要與桑葉相互配合。桑葉的疏散風熱之力較強，能清肺潤燥。二者搭配，應對秋燥，事半功倍。

手指的背面連接着陽經，掌心一面連接着陰經，指尖正好是陰陽經絡的交叉點。氣溫較低時，指尖的血管收縮，很容易導致血流不暢，使陰陽交匯的節點受阻。

　　經常練習「彈指功」，對疏通經絡、促進血液循環很有好處，特別是中指指尖，是心包經的起點並且連接着心臟，是心臟的保護牆。在深秋時節，常彈中指，能讓指尖在反覆摩擦過程中產生熱量，促進氣血循環。天一冷就容易手腳冰涼的人，更適合在寒露之後開始練「彈指功」，可以驅散指尖寒冷之氣。

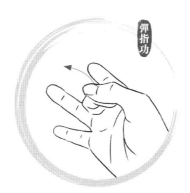

　　「彈指功」的做法非常簡單：用雙手拇指扣住中指，然後用力彈出去，每天反覆 100 遍。當然可以不必局限於 100 次這個數字，次數愈多愈好，有空就彈一彈。

「托掌觀天式」，順應天時

「托掌觀天式」指的是兩掌向上托舉，同時抬頭、目視天空，從而導引體內的氣向上升發，化為「甘露」潤澤身心。寒露時節練習此導引，可順應天時，緩解「肅殺」之氣。

托掌觀天式

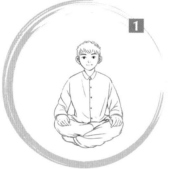

◎正身盤坐，雙手自然放在兩膝上，呼吸均勻，集中精神，全身放鬆。

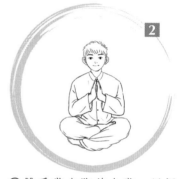

◎雙手掌在胸前合掌，目視前方。

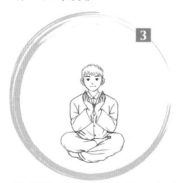

◎將雙手中指、食指、無名指、拇指及小指依次向兩側打開，掌心虛空，掌根相接，掌指放鬆，猶如蓮花綻放。

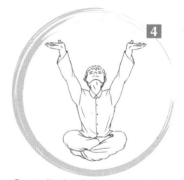

◎兩掌分別向左右上方托舉，兩臂慢慢伸展，隨之頭頸後仰，目視上方，稍微停留 10~20 秒。

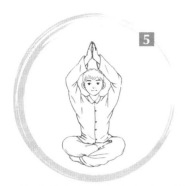

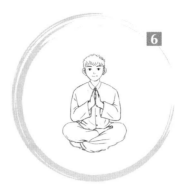

◎兩掌在頭頂上方合掌，同
時下巴微收，頭頸還原，目
視前方。

◎屈肘收臂，兩掌慢慢回落
至胸前。兩掌再分指、托
舉、合掌、收回，重複練習
3 次動作 2~6。

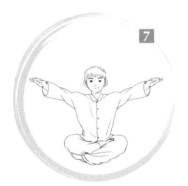

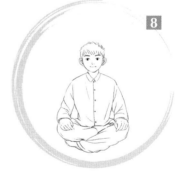

◎兩掌分開，兩臂向左右 45
度側伸，至與肩相平，掌心
向下，目視前方。

◎將雙臂自然放在腿上，沉
肩墜肘，鬆腕舒指，呼吸自
然，全身放鬆。

　　「托掌觀天式」導引對胸、腹部和四肢等都有很好的拉伸
作用，能有效緩解疲勞、固護陽氣。同時這一導引還能滋養到
任脈、督脈等經絡，起到疏通脈絡的功效。

霜降

防寒保暖，益氣固表

霜降一般為每年公曆 10 月 23~24 日，是秋季的最後一個節氣，霜降到了，秋天也就要結束了。此時氣溫下降明顯，早晚溫差大，呈現出陰盛陽衰之象，人體的氣血陰陽也隨之發生變化。養生要做到保暖、防燥、防濕、防風、防悲秋，民間有諺語「一年補透透，不如補霜降」，認為「秋補」比「冬補」更重要。在霜降的秋末時節，要多吃生津潤肺、固衛氣、防秋燥的平補食物。

霜降習俗

霜降時節，很多地方的人們會撿拾被霜打落在地上的桑葉，打了霜的桑葉有很好的藥用價值，做成美食有很好的滋補作用，用來泡腳也可以疏風祛濕。

此外，在南方很多地方有霜降吃柿子的習俗，在北方一些地方有霜降拔蘿蔔的說法，即在蘿蔔被霜凍壞之前拔出來。

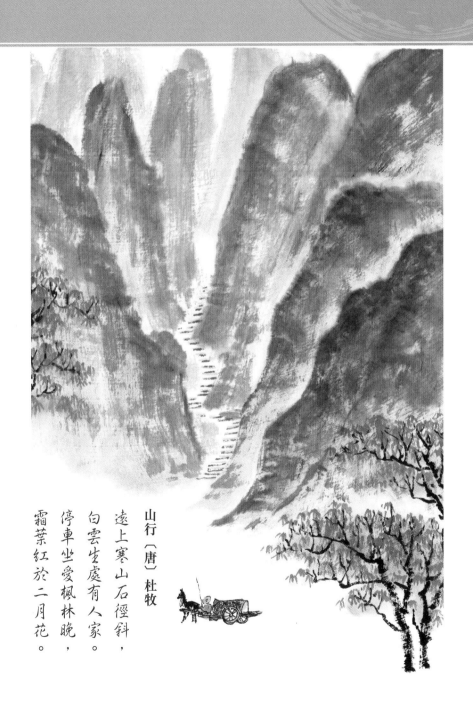

山行 〔唐〕杜牧

遠上寒山石徑斜，
白雲生處有人家。
停車坐愛楓林晚，
霜葉紅於二月花。

「出門需防三九月」、「若要安逸，勤脫勤着」。霜降前後夜間平均溫度只有 10℃，要多備幾件秋裝，如風衣、夾克、薄毛衣等，做到酌情增減，隨增隨減。陰天要適當增加外衣，艷陽天適當減外衣，不要被寒氣所傷，也不要熱傷風。孩子對氣溫比大人敏感得多，穿衣可遵循「天熱時比媽媽少穿一件，天冷時比媽媽多穿一件」的原則。

秋季風乾物燥，容易發生靜電。有心血管系統疾病的老年人，容易受靜電影響使病情加重，或誘發室性早搏等心律失常。因此老年人應盡量不穿化纖類衣物，選擇柔軟、光滑的棉織或絲織內衣、內褲，使靜電的危害減少到最低程度。

此時節出汗較少，一些人對貼身衣服的換洗就不太勤了。其實，秋天皮膚乾燥，容易脫屑，皮膚油脂分泌減少，很容易引起瘙癢，更應該定期換洗衣物。另外，使用過熱的水洗澡，會使皮膚受到較大的刺激，也可導致乾癢。有人把換季的衣服從箱子裏拿出來，沒有清洗日曬就直接穿上，這也很容易引發皮膚瘙癢，使身體出現紅斑、丘疹、細小鱗屑等。

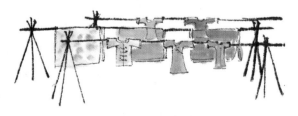

◎在天氣好的上午或中午要勤曬衣物、被褥，既防潮又殺菌。

霜降秋凍要量力而行。有心腦血管疾病的人群尤其要注意頭面部保暖，以防病情加重。糖尿病患者也要注意防寒保暖，因為寒冷刺激一方面會引起血糖升高，加重病情；另一方面會引起血管收縮，使血流緩慢，進一步加重微循環障礙。

防寒保暖關鍵要護好足、肩、腹、頸、膝五大部位。做好腳部的保暖，除了穿鬆緊合適的襪子、柔軟透氣的鞋子之外，還可以在每日回家後用溫水或生薑水、花椒水泡腳，促進血液循環。老年人不要穿硬底鞋，鞋要寬鬆些，襪子要透氣。關節炎患者要佩戴好護膝。

女性不要為了風度而不要溫度，脫下涼鞋和薄襪，換上能遮蓋腳面的鞋或靴子，也不要再穿短裙和露臍裝。外出時戴條圍巾，保護頸部不受風寒。

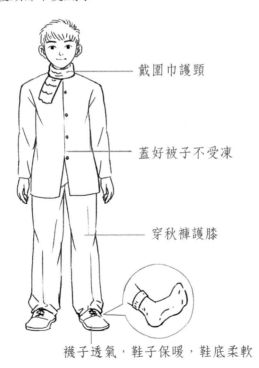

戴圍巾護頸

蓋好被子不受凍

穿秋褲護膝

襪子透氣，鞋子保暖，鞋底柔軟

霜降

倒退行走是霜降時節一種很好的運動，能刺激和放鬆前行時不常活動的肌肉，鍛煉平衡能力，訓練神經的自律性，防治秋季焦慮、抑鬱等。並且倒退行走的重心在後，對脊柱的彎曲有一定的矯正作用，可以改善駝背症狀和預防腰肌勞損。

初學者要用雙手按住腰部兩側，拇指在後，四指在前；熟練後可以一邊向後走，一邊配合着擺臂甩手或屈肘握拳的動作。

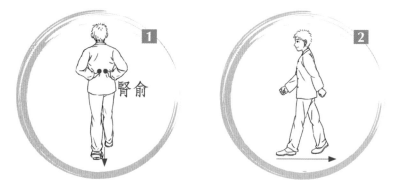

◎挺胸、抬頭、眼睛向前平視，拇指按住腰部兩側的腎俞穴（肚臍水平線與脊柱相交椎體處，下緣旁開2橫指處），其餘四指向前。倒走時，身體重心後移，前腳掌先着地，隨後全腳着地，左右腳輪流進行。熟練後可加上擺臂等動作。

鍛煉時要注意安全，選擇場地平坦且周圍無障礙物的地方。一般每天可倒走1~2次，每次20分鐘左右。也可以根據自己的具體情況相應地增減時間。

玉屏風粥，固護衛氣

衛氣是陽氣的一部分，幫助身體抵禦陰邪之氣，是身體的「衛士」。一旦「衛士」把守不嚴，「敵人」就很容易攻破防線。霜降時節寒氣來襲，最容易侵襲衛氣，因此固護衛氣就至關重要。

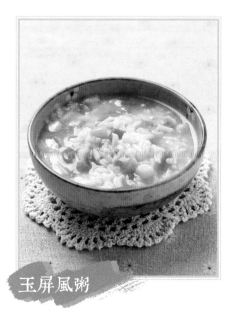

玉屏風粥

/ 材料
o 防風 5 克
o 白朮 10 克
o 黃芪 20 克
o 粳米 30 克
o 甜粟米、紅蘿蔔各適量

/ 做法
1. 黃芪、防風、白朮研末，沸水沖泡後留取汁液。
2. 甜粟米煮熟後取粒；紅蘿蔔洗淨去皮，切丁。
3. 將粳米、甜粟米粒、紅蘿蔔放入鍋中熬煮成粥後，加入①中的汁液拌勻即可。

　　黃芪、防風、白朮性質都很溫和，順應秋季「收養」、「平補」的原則，黃芪補氣、防風解表、白朮健脾，互相配合可以益氣固表，但此粥糖尿病患者不宜食用。

霜降

艾灸散寒，補身正氣

　　針對此時節的常見慢性疾病，可選幾個重要的養生穴艾灸，以溫陽散寒、培補正氣。艾灸時多選艾條灸，全身放鬆，心無雜念。灸時要防止火星落在皮膚上，避免燙傷。

灸肺俞穴

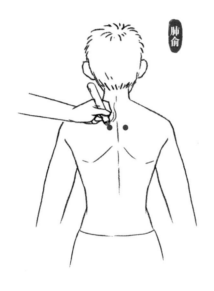

◎位於背部第 3 胸椎棘突下，旁開 1.5 寸處。低頭屈頸，頸背交界處椎骨高突向下推 3 個椎體，下緣旁開 2 橫指處。左右各有一穴。

　　艾灸肺俞穴宜採用溫和灸。被灸者俯臥，灸者手執艾條對準艾灸部位，距離皮膚 1.5~3 厘米處艾灸；也可以買艾灸盒自己灸。每日灸 1 次，每次灸 10~15 分鐘。最好在每晚臨睡前灸，能理氣寧心，散發肺臟之熱，清肺止咳。

灸天柱穴

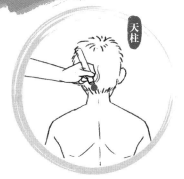

◎在頸後區，橫平第 2 頸椎棘突上際，斜方肌外緣凹陷中。後髮際正中旁開 2 橫指處即是。

　　艾灸天柱穴亦宜採用溫和灸。被灸者坐位，灸者持艾灸對準穴位，與皮膚保持一定距離。每日灸 1 次，每次灸 10~15 分鐘，至皮膚產生紅暈為止。最好在每晚臨睡前灸，可以明目醒神，緩解不適。

灸氣海穴

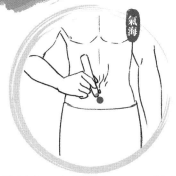

◎在下腹部，臍中下 1.5 寸，前正中線上。肚臍中央向下 2 橫指處即是。常灸氣海穴，可以生發陽氣，常用於虛脫、瘦弱、臟氣衰憊、乏力等氣虛症狀。

　　除以上三穴外，也可以選擇肚臍灸，將燃燒的艾條直接懸在肚臍正上方 1 厘米左右進行施灸，以有溫熱感為宜。每次灸半小時左右，每天進行 1 次，連灸 10 次為 1 療程。也可用隔薑灸，取一塊薑切厚片，在上面紮上幾個眼放在肚臍上，點燃艾炷放在薑片上，一般灸 3~5 壯（即 3-5 個艾柱），每日 1 次。

霜降

立冬

斂陰護陽，多溫少寒

立冬一般為每年公曆 11 月 7~8 日，「立」是開始的意思，標誌冬天的開始。「冬」在古籍《月令七十二候集解》是「終也，萬物收藏也」的意思，寓意秋天的結束，要把秋收的作物藏起來準備過冬，標誌着這一年已經進入了倒計時，等待下一個春天的到來。冬季的養生需順應天地陰陽之氣，以固護人體陰陽為根本。飲食上要多溫少寒，減鹹增苦，起居上要防寒保暖，增強正氣。

立冬習俗

立冬「補冬」這個習俗已經延續很久了，民間有諺語「立冬補冬，補嘴空」。北方有立冬吃餃子的習俗；南方某些地方的人們會吃藥膳進補；潮汕地區立冬要吃甘蔗，民間有「立冬食蔗齒不痛」之說。

古時候有立冬賀冬的習俗，人們換上新衣服在一起慶賀冬天的到來，希望來年可以順順利利，平安順遂。

贈劉景文 〔宋〕 蘇軾

荷盡已無擎雨蓋，

菊殘猶有傲霜枝。

一年好景君須記，

最是橙黃橘綠時。

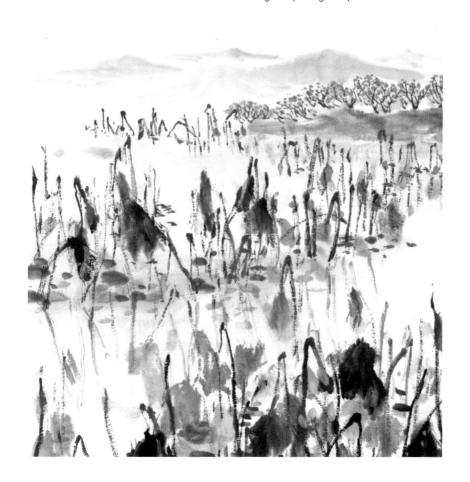

顧護腎精，節制欲望

冬季的三個月，是萬物閉藏的季節，養生要藏陽，不要輕易地擾動陽氣，使精神內守伏藏而不外露。這就像一個人有了秘密，嚴守不外泄，又像得到了渴望的東西，把它秘藏起來一樣。這樣第二年春天陽氣才能更好地生發，有足夠的正氣去抵禦外邪。若封藏不固，精氣就會流失，人就會出現髮枯齒搖、耳目失聰、喘息咳嗽、腰膝酸軟等症狀，因此既要守護陽氣，還要顧護腎精。

進入冬季，自然界呈現天寒地凍的蕭瑟景象，許多動物進入冬眠狀態以養精蓄銳，人體也應適當減少活動，以免損耗陰精。冬天尤其要節欲，避免酒色過度，不要過度勞累、熬夜，不可「以酒為漿，以妄為常，醉以入房，以欲竭其精，以耗散其真」。房事要節制有度，減少性生活，不妄耗腎精。此外，夜間忌憋尿，由於冬夜較長，長時間憋尿會使有毒物質積存而引起膀胱炎、尿道炎等。

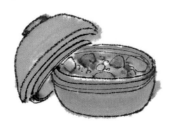

◎冬天脾胃吸收功能好，是藏精的好時候，也是貯備精氣的大好時機，可以通過膳食或者進補膏方來調整人體陰陽平衡，顧護腎精，以合「養藏之道」。

冬季養生主張早睡晚起，保證充足的睡眠時間，以利於陽氣潛藏，陰精積蓄。睡眠是陽氣歸根，歸根即是藏精，早臥以養陽氣，可以使陽氣更好地閉藏；遲起以固陰精，等到有日光時起床，則可避免寒邪傷及人體陽氣。

《備急千金要方》云：「冬時天地氣閉，血氣伏藏，人不可作勞出汗，發洩陽氣，有損於人也」。應該適當保暖，減少出汗，不要使皮膚開泄而令陽氣不斷地損失。否則就會損傷腎氣，到來年春季就要得痿厥一類的疾病，如手腳萎弱無力、氣血不足等，以致供給春天生發之氣的力量變少。在冬季鍛煉身體也要適當，不能像其他季節一樣揮汗如雨，微微出汗即可。

立冬後減少戶外運動，多曬太陽，避免冷風直吹而引發感冒、呼吸系統等疾病。尤其是背部要多曬太陽，固護陽氣，可使腎的陽氣更充盈，從而增強機體免疫力，正如老輩人常說的「常曬老太陽，身體健如鋼」。

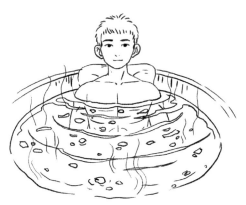

◎在冬季洗澡不要過勤，一般每週1~2次即可，洗澡時室溫要溫暖舒適，以 18~25℃較合適，水溫不宜過高或過低，不要太用力搓擦，洗浴時間不宜過長，以免耗散人體陽氣。

養心藏神，精神內守

冬季萬物凋零，人體的元氣下降，容易心情低落。冬則藏，做到養精蓄銳，補腎藏精，方可強筋壯骨。適當運動就是改變情緒低落的方法之一，增加戶外運動，如散步、打乒乓球、跳繩、踢毽子等，都是消除冬季煩悶、保養精神的好方法。此外，古語有言「書多可養心」，潛下心、靜住氣，沉浸書海中，也可養心藏神，從而擺脫憂鬱、煩惱等不良情緒的影響。

冬季保養心神的另一種方式就是學習新知識、新事物。尤其是老年人，要敢於投身新潮流、新事物中，不斷更新自己的觀念和思維方式，跟上時代的腳步。可以學習一些自己感興趣和喜歡做的事物，有條件的老人可以去上老年大學，學一門樂器或者繪畫等。潛心學習能夠分散和轉移注意力，便可使精神內守，健康心態自生。

此外，冬天改變情緒的方法還有避開寒濕的環境，走出家門，多曬太陽，這是調養情緒的天然療法，可消除冬季煩悶、保養精神。

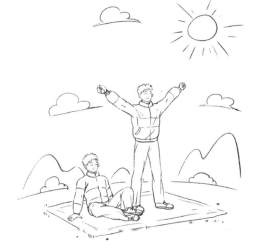

◎中醫認為情志活動和情緒體驗與臟腑精氣密切相關，是人體生理與心理活動對外部的反應。因此多曬太陽，與朋友聊天，保持好心情很重要。

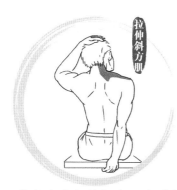

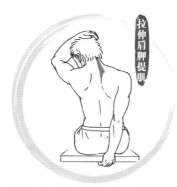

◎上半身保持挺直，左手輕輕放在頭上，稍用力讓頭慢慢向左肩靠，感覺到斜方肌有拉伸感為度。左右交替進行。

◎上半身保持挺直，左手稍用力下壓頭部，目視下方，感受到肩胛提肌有拉伸感為度。做完後稍停片刻，然後放鬆，把頭轉正。左右交替進行。

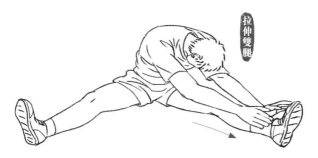

◎坐在床上或者地毯上，把雙腿伸直，兩腳分開，將腳尖回勾，手指盡力去找腳趾，身體慢慢下壓，保持幾分鐘之後放鬆。

　　以上動作雖然簡單，但能拉伸關節筋脈，促進血液循環。中醫認為肝藏血，腎藏精，同時大腿內側經過肝經、腎經，壓腿的動作可以強壯肝腎。但要注意的是，一定要量力而行，不要過度用力，拉傷就得不償失了。

冬季是最適宜進補溫陽的季節，俗話說「冬天進補，開春打虎」。立冬後適當進補對禦寒很有好處，不但使畏寒的現象得到改善，還能調節身體新陳代謝，使能量最大限度地貯存於體內，為來年的身體健康打好基礎。

冬季進補以溫陽或平補為原則，少食生冷，但也不宜燥熱，應該恰當地食用一些滋陰潛陽、熱量較高的膳食，適度地增加人體脂肪來抗寒保暖。同時，一個冬季過後，體內往往會缺乏維他命，因此也不要忘記多吃新鮮蔬菜，以補充人體所需的維他命。

中國幅員遼闊，地理環境迥異，生活方式不盡相同，冬季進補應該「因地制宜」；也要根據不同的身體情況「因人制宜」，選擇適合的食方。體質偏熱的人如果過度進食大補溫熱之品，就很容易上火，到了春天，滋補過度的麻煩就會顯現出來，易導致皮炎等症狀，清補之法更適合此類人群。體質偏於虛弱、脾胃運化功能不好者，首先要恢復脾胃的功能，不能過食肥甘厚味之品，小補之法恰到好處。故「冬令進補」應根據實際情況有針對性地選擇合適的補法，切記不可盲目進補。

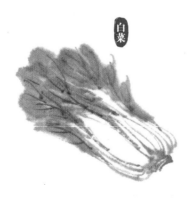

白菜

◎「百菜不如白菜」，白菜含水量高達95%，並且膳食纖維豐富，冬天多吃些白菜，有滋陰潤燥、預防便秘的功效，非常適合體質偏熱的人食用。

板栗粥：補腎強筋骨

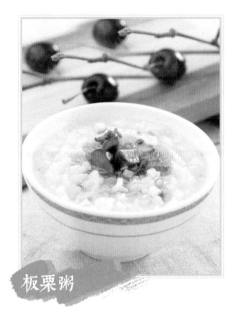

板栗粥

「藥王」孫思邈認為栗子為「腎之果」，能夠保存體內的「收養」之氣。冬季正是栗子熱銷的時節，吃了栗子對身體大有裨益，使體內的陽氣不容易外泄。

/ 材料

o 牛肉 100 克

o 粳米、栗子各 50 克

o 葱花、料酒、鹽各適量

/ 做法

1. 牛肉洗淨切小塊；栗子和粳米洗淨。
2. 將食材一同放入鍋裏，倒入適量料酒，小火慢煮至粥黏稠，出鍋前放入鹽調味，撒上葱花即可。

　　每天早上可以來上一碗栗子粥，可以起到健脾胃、補腎氣、強筋骨的作用。但注意不可過多食用，每次吃栗子以不超過 60 克為宜。尤其是消化能力較差的孩子和老年人，更應格外注意，以免造成積食。

立冬

小雪

小補滋養，暖身順氣

小雪一般為每年公曆 11 月 22~23 日，「小雪」是反映天氣現象的節令，也是冬天的第二個節氣。雪小，地面上又無積雪，正是「小雪」這個節氣的原本之意。冬天自然界的一切生物都處於潛伏、蟄藏的狀態，因此，小雪養生也要遵循「蟄藏」的自然規律，閉藏機能，滋養身心，暖身養氣。

小雪習俗

在小雪節氣來臨之時，不同地區的人們也有着不同的習俗。在江南水鄉，就有「小雪到，吃糍粑」的傳統習俗；土家族會在小雪節氣前後「殺年豬，吃刨豬湯」；也有的地區在小雪節氣前後有醃菜、醃臘肉等習俗。

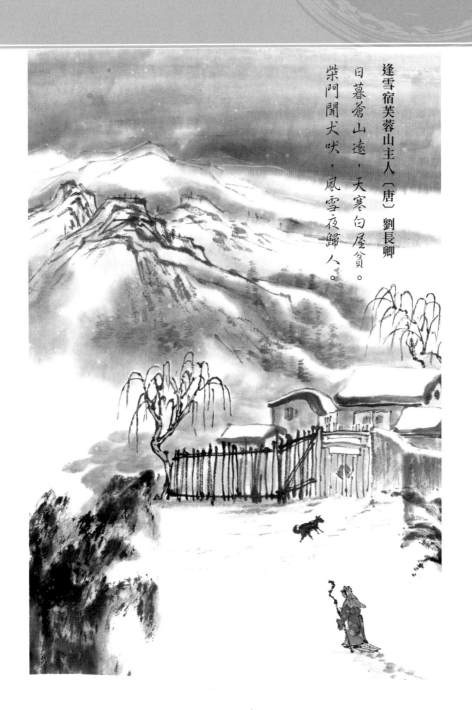

逢雪宿芙蓉山主人〔唐〕劉長卿

日暮蒼山遠，天寒白屋貧。

柴門聞犬吠，風雪夜歸人。

食

冬季溫補，減鹹增苦

冬季滋養以養腎為先，飲食上適當減少鹹味食物的攝入，以防腎水過旺從而影響心臟的功能，可以適當增加苦味食物的攝入，以此補益心臟，這樣便能夠養心氣而堅腎氣。少吃榨菜、豆瓣醬、蝦皮之類的鹹味食物，適量食用金蕎麥、苦杏仁、蓮子心等苦味食物。

冬季氣候寒冷，飲食上要避免寒涼傷身，若常吃冷飲、涼麵等，會使脾胃受寒，則更易引起腹瀉等症狀，而脾胃虛弱則氣血生化、運行不暢，更易引起五臟功能失調。因此，在小雪時節可多食熱粥、肉湯等溫熱的食物來保暖固護脾胃。

冬季進補是為了扶助正氣，補其不足，並非人人都要補，也不可進補太過反傷正氣。年老體虛者在進補之時，要根據體質適當調整。若平素形體偏瘦、性情急躁之人，需以「淡補」為主，多採用滋陰增液、養血生津之品，而非溫熱壯陽之類。如果罹患感冒、腸胃炎等急性病，進補不利於病邪的驅除，應當在急性病痊癒之後再進補。

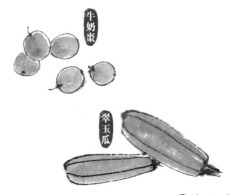

牛奶棗

翠玉瓜

◎小雪時節，天氣寒冷乾燥，北方室內暖氣供暖，人體會容易產生「內火」，可以適當多吃牛奶棗、翠玉瓜等消火的蔬果。

山藥羊肉湯，暖身護脾胃

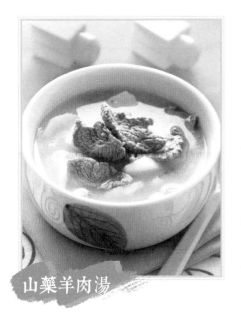

山藥羊肉湯

小雪節氣之後，氣候寒冷，飲食以填補腎精、溫補滋潤為要，同時注意防內燥，食材葷素搭配，不要過於偏嗜肉類，以免「內火」傷陰。

/ 材料
o 山藥 500 克
o 羊肉 200 克
o 生薑 20 克
o 鹽、料酒各適量

/ 做法

1. 羊肉洗淨切片，放入沸水中汆至變色後撈出備用；將山藥去皮，洗淨切丁；生薑洗淨切塊。
2. 鍋中加入適量水，放入羊肉燒開，放入鹽、生薑塊和料酒，轉小火煲 10 分鐘左右。將山藥放入鍋中，繼續小火煲 20~30 分鐘即可。

　　山藥和羊肉都是冬季很好的滋補食材，這道湯滋潤溫補，對四肢冰涼有很好的改善作用，非常適合冬天食用。

小雪

按蹻雖以動為主，但動中求靜，動以養形，靜以養神，動靜相宜，符合冬季「靜養」的原則。

按蹻的內核是導引行氣，主要方法是調心、調息和調身。冬日按蹻以微微汗出為宜，出汗太多會使陽氣外泄。八段錦、五禽戲等傳統運動形式是大家熟知的按蹻導引之術，這裏給大家介紹五禽戲的鹿戲和鳥戲的第一式——鹿抵和鳥伸，動作簡單，特別適合長期在日常生活中練習。

鹿抵

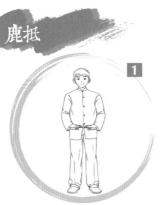

◎自然站立，雙腳分開與肩同寬。雙手掌在體前，掌心向下。

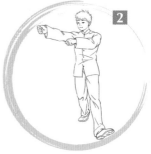

◎吸氣，同時左腳向前方邁步，雙手握空拳，雙臂抬至與肩同高；左手在下，右手在上。

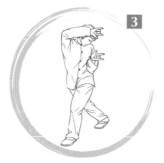

◎屈中指和無名指，使雙手呈「鹿角」狀，向左後方伸展，停留3~5秒。

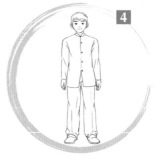

◎身體右轉，左腳收回，同時兩手收回，放於兩側。左右兩邊動作相同，方向相反，做3~5組。

鳥伸

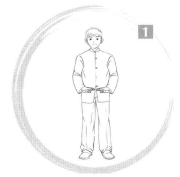

◎自然站立，雙腳分開與肩同寬。雙手掌在體前，掌心向下。

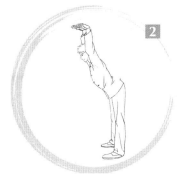

◎雙手在腹前疊放呈「鳥嘴」狀，舉過頭頂，同時塌腰提臀，身體微微前傾，保持身體穩定。

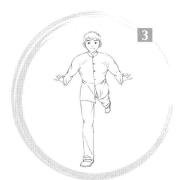

◎吸氣，抬起左腿，同時雙手十指打開，雙臂向左右兩側打開，如鳥展翅欲飛的姿態。

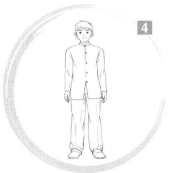

◎呼氣，左腿回落地面，兩臂回落身體兩側。右腿與左腿動作相同，左右交替各7次。

小雪節氣除食療之外，還可以選擇中藥膏方來滋補。膏方是根據不同人的體質、不同不適表現而開的不同處方，通過熬制而成的膏狀中藥製劑。以滋補為主要功效的膏方容易被人體吸收，可調補人的精、氣、神，平調陰陽，恢復人體內環境穩定，增強人體抵抗力，改善或治癒某些疾病，達到治病強身的目的。例如，長期失眠、疲倦的患者，可在睡前半小時服用補心脾、安心神、鎮靜安眠膏方，以安神助眠。

　　在選擇膏方養生法的時候，要注意以下幾點：

　　1. 向專業的醫生諮詢後再服用。

　　2. 滋膩補益的膏方應空腹服用，如有腸胃不適，可以先吃點東西，在半饑半飽時服用。

　　3. 患有急性病者、換服新藥時，不宜服用膏方。

　　4. 服用膏方時要避免食用螃蟹、貝類、帶魚等發物，忌煙酒、濃茶、咖啡等，並且要根據藥物的屬性忌口，如膏方裏有人參的就不宜吃蘿蔔等。

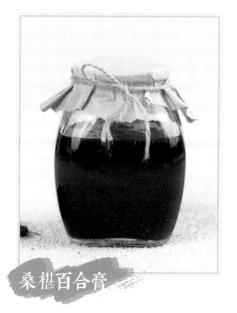

桑椹百合膏

「冬補」時不應急於求成而大量進補，將食材或藥材製成「膏方」小劑量徐徐補之，是行之有效的養生之法。這裏推薦一個適合此時節的進補膏方——桑椹百合膏。

/ 材料

o 桑椹 500 克

o 蜂蜜 300 克

o 百合 100 克

/ 做法

1. 將桑椹、百合洗淨，放入鍋中，加適量水，煎煮 30 分鐘，取液。

2. 再加水煮 30 分鐘取液，兩次藥液合併，以小火煎熬濃縮至黏稠時，加蜂蜜煮沸停火，待涼裝瓶備用。每次取 1~2 湯匙，沸水沖化飲用。

桑椹味甘、酸，可滋陰補血；百合性寒，可清心安神；蜂蜜性平，可滋潤補中。三者製成的膏方有滋陰、清心、安神之效。這款膏方很溫和，並且食材在日常生活中都能買到，是很好的「平補」之品。

小雪

大雪

動中求靜，防寒保暖

大雪一般為每年公曆 12 月 6~8 日，標誌着仲冬時節正式開始。大雪是表示降大雪起始時間和雪量程度的節氣。此時降雪的可能性比小雪節氣時更大，而非降雪量比小雪節氣時大。這個時候，中國大部分地區氣溫已經降到 0℃ 或以下，陰氣最盛，盛極而衰，陽氣開始萌動。這個時候要注意保養精神，防寒保暖，收藏精氣。運動要做到動靜結合，平穩度過寒冷時節。

大雪習俗

大雪前後是進補的好時節。陝西人最愛吃香甜暄軟的紅棗糕；在山東北部地區，家家戶戶都會吃紅薯粥，在寒冷的下雪天也能讓身子暖暖的。此外，這個時候也是雪菜上市的時候，適量喝些雪菜湯，可以起到解毒、開胃和消腫的作用。

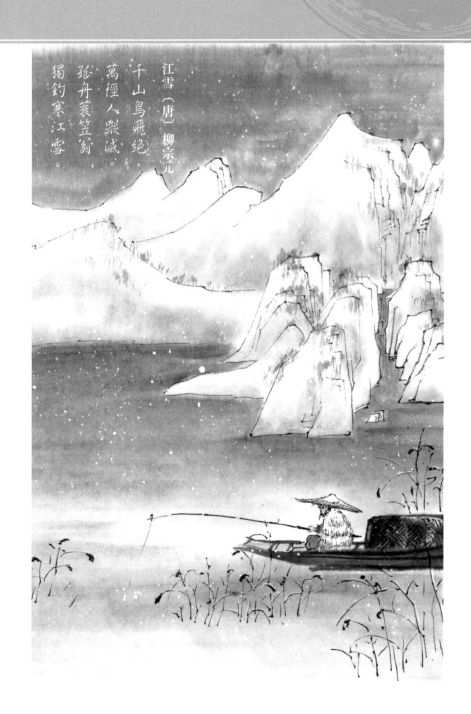

江雪〔唐〕柳宗元

千山鳥飛絕，

萬徑人蹤滅。

孤舟蓑笠翁，

獨釣寒江雪。

冬季人們都會穿得很厚以抵禦寒冷，有的人會選擇緊身的衣物，但這樣可能會對身體造成傷害，如高領緊身毛衣可能會壓迫頸部血管，還會影響體溫調節功能，甚或影響免疫系統。除了要選擇保暖舒適的衣物之外，還要選擇合適的厚度，使人體更好地適應室內外溫差。被子要輕重適當，被子過厚、過重會壓迫身體，醒後易感疲勞，也易受涼。

　　寒冷、潮濕的生活環境再加上自身血液循環差，人的手部、面部等裸露部位容易凍傷，因此冬季一定要注意裸露位置的保暖，經常活動手腳，塗護手霜，並適當按摩，外出可戴耳套、口罩、手套等。

　　由於生活工作繁忙，很多人會在早晚洗頭，頭髮未乾透就出門或睡覺，這是不可取的。晚上頭髮未乾便睡覺，會使濕氣留於頭部，日久會使氣血瘀阻；而早上頭髮未乾出門，頭部容易遭受風寒之邪的侵襲。所以冬季避免早晚洗頭，或是洗頭後及時用吹風機吹乾，防止風寒和濕邪趁虛而入。

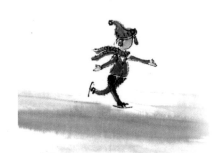

　　◎頭為諸陽之會，體內陽氣最易從頭部散發。冬季運動要做好保暖，尤其是老人、小孩和體弱多病者，以抵禦寒邪侵襲頭部。

「動靜互涵，以為萬變之宗」，中國古代養生學認為，動靜結合是最好的養生之道，一張一弛間，便可使人情志和諧，身心調暢。

大雪時節，氣溫較低，不適宜做劇烈運動，健步走是很好的選擇。健步走是介於散步和競走之間的一種運動方式，主要是大步向前、快速行走，不受年齡、場地、器材的限制，作為冬季室外運動，既簡單又方便。一方面，健步走可以提高心肺功能，降低心腦血管疾病發生的概率；另一方面，健步走對關節、肌肉的損傷很小，有利於關節的鍛煉。

健步走是在自然行走的基礎上，身體自然挺直、抬頭、挺胸、收腹，肘關節自然彎曲。隨着走步速度的加快，以肩關節為軸，肘關節自然前後擺動，同時腿朝前邁，腳跟先着地，再過渡到前腳掌，然後推離地面。上下肢體協調運動，並配合均勻的呼吸。

冬季健步走前一定要進行熱身運動，讓身體先「熱起來」，同時關節、肌肉也得到了活動，避免運動損傷。結束後要進行拉伸，避免第二天肌肉酸痛。

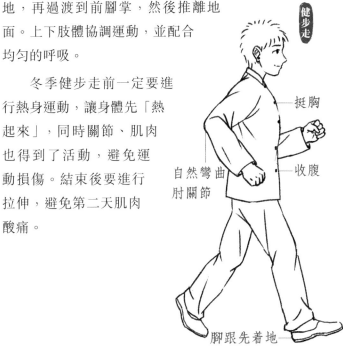

健步走

挺胸

收腹

自然彎曲
肘關節

腳跟先着地

大雪時節氣溫低、天氣乾燥，多喝水有利於潤喉去燥，使呼吸順暢濕潤。中醫認為大雪時節陰氣最盛，多喝水有利於養陰，借助天氣優勢養陰，以調整機體的陰陽平衡。冬季飲水以溫熱為宜，以晨起後到夜間睡前少次多量頻飲為宜。

常言道：「飯前先喝湯，勝過良藥方」，養成飯前喝湯的習慣，有利於消化道的健康。冬季可以適量喝當歸羊肉湯、銀耳湯、栗子豬肉湯等，既有利於進食，也可以溫補。大雪時節，喝粥也是很好養生方法，晨起服熱粥，晚餐食少量，可養胃氣。

大雪也是進補的好時節，但進補不可過於機械，要根據人體陰陽氣血的盛衰，結合食物之性選擇，比如黑木耳、黑芝麻、黑豆等黑色食物，不僅可以補腎氣禦寒，還可以潤肺生津。要根據天氣、地域吃不同的食物，比如在南方可以食用鴨、魚溫補，在北方食用牛、羊肉溫補腎陽。

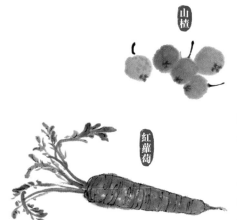

◎冬季人體易缺乏維他命 C，可能會導致口腔潰瘍、牙齦出血、大便秘結等，可適量食用橘子、紅蘿蔔等富含維他命 C 的蔬果。

喝桂圓紅棗茶補氣血

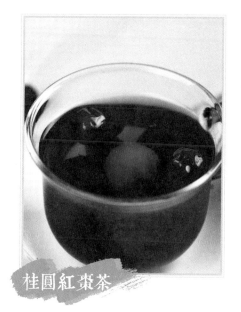

桂圓紅棗茶

龍眼肉和大棗含糖量較高,在補充熱量和營養的同時,還能增強記憶、減輕疲勞。這裏推薦的桂圓紅棗茶,既簡單易做,又能滋補氣血,可用於冬季溫補。

/ 材料

○ 龍眼肉、大棗各 5 個

/ 做法

1. 將大棗和龍眼肉去雜質,洗淨去核。
2. 然後將大棗和龍眼肉一同倒入鍋中,熬煮 10~20 分鐘即可。

桂圓紅棗茶性質溫和,可緩解因氣血虧或虛寒體質而出現的疲倦乏力、四肢冰涼等症狀,可溫脾暖胃、養心安神,但不適合陰虛火旺、濕熱體質人群飲用。此外,由於桂圓紅棗茶的含糖量較高,糖尿病患者也不建議飲用。

大雪

「活步通臂式」導引中的「活步」和「通臂」，表示全身上下協調運動，從而使身體「活」筋骨以「通」氣血，加強陰陽氣血的運行，以抵禦大雪時節的風寒。

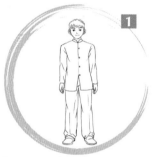

活步通臂式

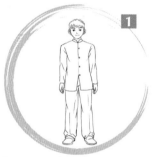

◎雙腳分開與肩同寬，兩臂自然下垂於身體兩側，自然站立，頭正頸直，呼吸均勻，集中精神，全身放鬆。

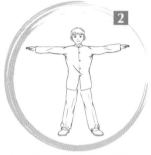

◎左腳向左側邁步，兩腳間距略寬於肩，同時以中指帶動兩臂向左右兩側伸展至與肩齊平，掌心向下。

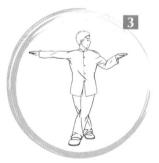

◎右腳向左腿後方「插步」，同時左肩催動左臂向左側伸展，從肩至臂、肘、腕、掌、指，節節貫穿，力達指尖，左臂隨之內收，頭頸左轉，目視左側。

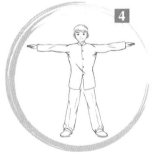

◎右腳保持不動，左腳向左後方邁一小步，同時兩臂保持一字形水平伸展。

「活步通臂式」導引，動靜互涵

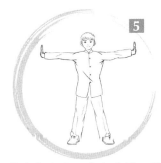

◎十指向遠、向上伸展，兩掌立掌，掌心向外，指尖向上，以掌根帶動兩臂盡力伸展，停留 5~10 秒。

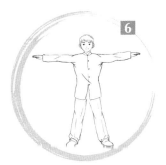

◎雙手掌還原向下，兩臂水平伸展，十指遠伸。

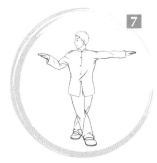

◎左腳向右腿後方「插步」，同時右肩催動右臂向右側水平伸展，從肩至臂、肘、腕、掌、指，節節貫穿，力達指尖，右臂隨之內收，頭頸右轉，目視右側。

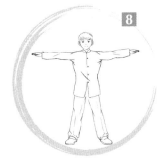

◎左腳保持不動，右腳向右後方邁一小步，同時兩臂保持一字形水平伸展，頭頸轉正，目視前方。

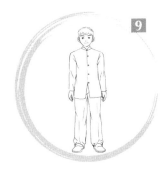

◎兩臂緩緩下落至身體兩側，同時左腳收回，雙腳距離與肩同寬，呼吸調勻，全身放鬆。做反方向練習時，左右方向相反，動作相同。左右交替各做 1 次為 1 遍，共做 3 遍。做完後拉伸 3~5 分鐘，避免肌肉酸痛。

冬至

陰極之至，陽氣漸生

冬至一般為每年公曆 12 月 21~23 日，隨着冬至的到來，一年中最寒冷的「三九天」由此開始。冬至陽氣初生，山泉中的水可以流動並且溫熱，麋鹿感覺到陰氣漸退而解角等，這都是陽氣萌發的表現。人體的各項養生活動都需要圍繞着顧護陽氣展開。進入數九寒天，人體的生命活動處於低谷期，並開始向旺盛轉化，是養生的大好時機。

冬至習俗

古人十分重視冬至這一節令，常在這一天祭天、祭祖、拜賀尊長、饋贈禮品等。北方有「冬至餃子夏至麵」的説法，在冬至這一天會吃上一盤熱氣騰騰的餃子；蘇南和浙北地區在這一天則會吃一碗餛飩驅寒氣；在潮汕、閩南地區有「冬至大如年」的説法，在這一天要吃湯圓，人們把冬至當作團圓節，把湯圓叫作「冬節圓」。

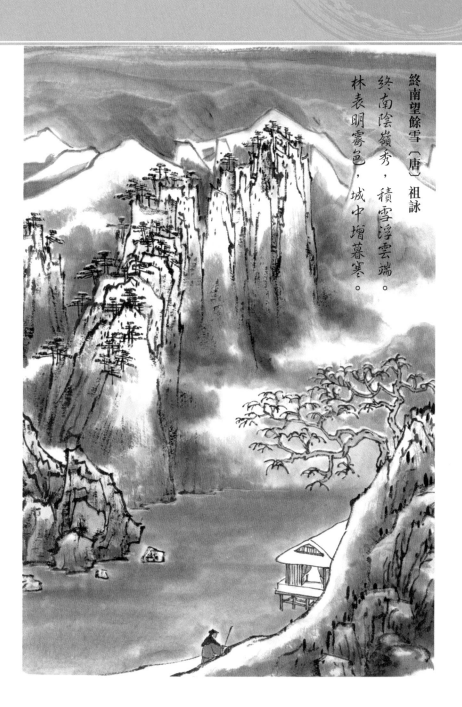

終南望餘雪　〔唐〕祖詠

終南陰嶺秀，積雪浮雲端。
林表明霽色，城中增暮寒。

防寒安眠，以養初陽

冬至後的三九天是一年中最冷的節氣，多種急、慢性疾病容易在這段時間內加重和復發，因此防寒是整個冬季，尤其是冬至養生的重中之重。寒主收引，易致攣縮，血管遭受寒邪就容易收縮，給心腦血管健康帶來重大隱患。「冬傷於寒，春必病溫」，人體感受寒氣，不一定立刻發病，寒邪可能伏於體內，春季而發。為了有效預防春季溫熱病、痿病和厥病的發生，冬至一定要防寒保暖。

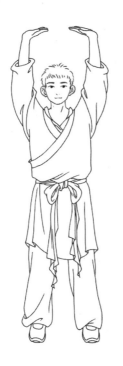

在生活起居上，應當早卧晚起，即日落而睡，日升而起。冬季夜間若睡眠安，則陰氣斂、陰精盛，陽氣才能生和升，順應自然的睡眠可以為初生的「陽」提供孵化和生長的溫床。晚間到清晨還是一天中氣溫最低的時候，而睡覺時人體耗能最少，可最大程度幫助陽氣的生長。冬日清早起床要緩慢，因為清晨時分人體的血管應變力最差，容易誘發心腦血管疾病。同時，盡量做到不喝酒、不吸煙、不過度勞累，以應冬「藏」。

◎冬季為了養護心臟，不宜劇烈運動。可練習八段錦、太極拳等和緩平靜的運動，這樣才能更好地適應人自然的變化。

「升嘶降嘿式」導引是依據人體初陽始升的特點，手足、形體並練，還加入了呼吸吐納口訣，有利於體內腎氣先升後降，從而溫腎助陽，有助於冬至陽氣生長。

升嘶降嘿式

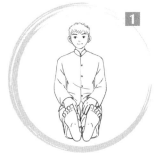

◎正身平坐，兩腿伸直，雙手自然放在兩膝上。

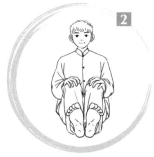

◎雙手十指成「虎爪」狀，抓、扣兩側膝蓋，同時向上提拉，兩腿借力屈膝收到胸前，同時吸氣念「嘶」字，腳跟着地，停留 10 秒。

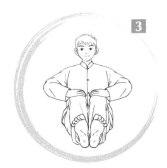

◎雙手變掌，順勢內旋、下按雙膝，同時呼氣發「嘿」聲。

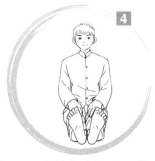

◎兩腿借勢伸直放平，體會掌心的熱力向兩膝深處傳導。重複以上動作 6 次。

「升嘶降嘿式」，溫腎又助陽

在寒冷的冬至時節，常搓手對健康大有裨益。人的手上有很多重要穴位，如勞宮穴、魚際穴、合谷穴等。經常按揉勞宮穴可以降心火；經常刺激魚際穴，可疏通經絡，增強呼吸系統功能，預防感冒。

搓手時雙手從虎口接合，雙手捏緊，再轉動雙手，互相摩擦。雙手互搓可刺激手部的諸多經絡、穴位，調動相關臟腑功能，增強人體抗寒能力。搓手時間可長可短，但要每天堅持。

中醫認為「腎開竅於耳」，冬至後氣血運行不暢或者腎陽虛的人比較容易生凍瘡。這個時候經常按摩耳朵，有助於腎臟的保健和氣血的順暢。最常用的三種按摩方式是拉耳垂、提耳尖和摩耳輪。

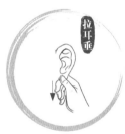

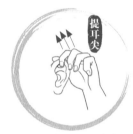

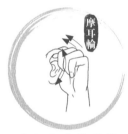

◎用雙手拇指、食指同時按摩兩側耳垂，先將耳垂搓熱，然後向下拉耳垂15~20次，以發熱發燙為度。

◎雙手拇指、食指同時提拉雙耳耳尖，提拉的時候順便對耳尖進行按摩，以微微發熱為度。

◎拇指位於耳輪側，其餘四指位於耳輪外側，揉搓2~5分鐘，再往上提拉，以耳部感到發熱為度。

三九貼敷，冬病冬治

「三九天」是指從冬至算起的第三個數九寒天。具體以冬至為起點，第一個九天叫作「一九」，第二個九天叫「二九」，以此類推。三九貼即是在每年三九天，用中藥外敷人體的特定穴位，起到疏散風寒、溫補肺腎、疏通經絡、調和臟腑的功效。

平時怕冷怕風，易感冒或冬季反覆感冒的人，虛寒體質、免疫力低下的人群，很適合進行三九貼敷，進行「冬病冬治」。比如有呼吸系統疾病的人，可以選擇天突穴等穴位貼敷；消化系統疾病患者，可以選擇胃俞穴等穴位貼敷；而對於體質偏熱或陰虛、濕熱性體質，正在感冒發熱的患者以及皮膚易過敏的人，則不適合貼敷。

貼敷的時間不是愈長愈好，時間過長可能燙傷起皰。一般情況下，成人貼敷的時間在 2~4 小時為宜。藥物處方不同，貼敷時間也不一樣。無論是適宜的人群、貼敷的時間還是貼敷的類型，都要遵從醫囑。另外，還可以在三九期間配合艾灸、耳穴等中醫特色療法，達到事半功倍的養生效果。

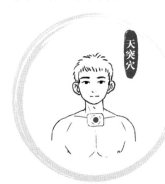

◎位於頸部，前正中線上，胸骨上窩中央。仰臥，由喉結直下可摸到一凹窩，中央處即是。

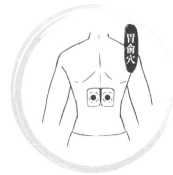

◎肚臍水平線與脊柱相交椎體處，往上推 2 個椎體，後正中線旁開 2 橫指處即是。

小寒

養腎藏精，陽氣內存

小寒一般為每年公曆 1 月 5~7 日，小寒節氣一到，標誌着寒冬臘月也來了。古人認為，小寒不是冷到極致的意思，但俗話說「數九寒天，冷在三九」，小寒正處於「三九」前後，多數情況下是一年之中最寒冷的節氣，因此人們常說：「小寒大寒，冷成冰團」。作為冬季的倒數第二個節氣，小寒的到來也預示着春天不遠了。小寒養生應當注重保護人體漸漸萌發的陽氣，防寒保暖，養護腎臟。

當節氣遇上節日：臘八節

小寒節氣正值臘八節前後，古時每逢農曆十二月初八，人們便製作臘八粥，用以懷念祖先、敬獻農神，以及感謝自己一年來的辛苦勞作。同時，一碗熱騰騰的八寶粥還能帶給人們溫暖，以抵禦嚴寒。在北方的很多地方，人們還會在臘八這天泡臘八蒜，將大蒜去皮後浸泡到米醋中，等到蒜發綠就可以吃了。泡臘八蒜的醋還可以用來當蘸料。

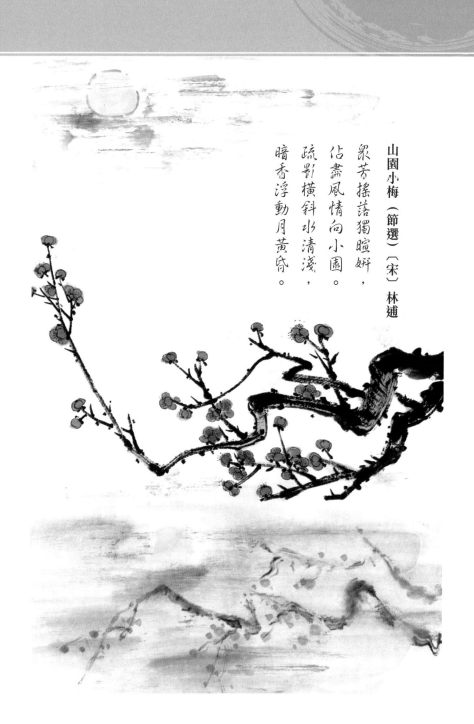

山園小梅（節選）（宋）林逋

眾芳搖落獨暄妍，
佔盡風情向小園。
疏影橫斜水清淺，
暗香浮動月黃昏。

居

室溫有度，定期通風

現在很多家裏都有暖氣或空調，但冬季室溫不宜過高，形成室外穿棉服，室內穿短袖的強大反差。在這種情況下，當人來回穿梭在室內室外時，巨大的溫差使機體一時難以適應，從而易導致感冒、心肌梗死等一系列疾病。

冬季，室內外都比較乾燥，空氣中的濕度不足，人的皮膚乾燥，呼吸也會出現不適。可以在房屋溫度適宜的情況下撒一些水，或放置一個加濕器，有助於改善空氣質量和皮膚狀態。

冬季屋室緊閉，室內空氣不流通，不僅會積聚灰塵，也會出現各種污染，使人出現頭暈、頭脹、倦怠乏力、噁心嘔吐、食慾不振等症狀，尤其對體質虛弱的孩子、老年人或孕產婦危害更甚。應每天早晚開窗通風 30 分鐘，更新室內空氣。

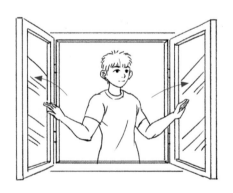

◎在明媚的天氣打開窗戶，呼吸新鮮空氣，站在窗戶邊眺望遠方風景，能使人近精神抖擻、舒暢開懷，改善倦怠、昏昏欲睡的狀態，有助於身心健康。

《黃帝內經》中指出：「恐傷腎」、「在志為恐」。當人受到劇烈驚恐時，最容易受到傷害的就是腎氣，冬季對應人體的腎，腎氣受損，會影響腎的收藏功能，腎精藏不足，來年春季人就容易患病。平時要加強膽識歷練，高血壓、焦慮症、失眠等病症人群，則應注意躲避可能會受到驚嚇的因素。總之，要從「扶正」和「避邪」兩個方面來養生。

　　當代生活節奏快，人們生活、工作壓力日益增大，不斷鞭策自己爭取更多，而冬季本身就容易使人抑鬱，會使人們的情緒更加消沉。此時應該適當節制各種慾望，知足常樂，學會調整自己的情緒，避免情緒波動太大。身體是革命的本錢，保證自己身心健康，才能在來年的生活和工作中，擁有更好的精氣神。在陽光明媚之時，去室外曬曬背，升發陽氣。沒有陽光的白天，也要拉開窗簾，打開窗戶呼吸新鮮空氣。此外，冬季也是一個需要鍛煉的季節，運動促進身體新陳代謝，能夠使人精神愉快。

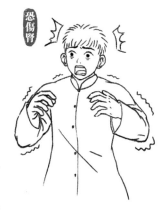

◎驚恐過度會出現遺精滑精、二便失調等症狀。在冬季應該注意盡量避免受到驚恐，保持心平氣和。

避恐傷腎，心平氣和

跳繩，幫助陽氣生發

俗話說：「冬天動一動，少鬧一場病；冬天懶一懶，多喝藥一碗。」冬季不能一味地窩縮，這樣四肢會變得僵硬，不僅會愈窩縮愈冷，長此以往，還容易導致關節疾病。要根據自己的身體狀況，選擇合適自己的運動，活動起來才能驅散寒氣。

跳繩不受地點限制，人在跳繩時，需要全身上下協調配合，其中包括大腦的「統帥」、下肢的彈跳、腰部的扭動、上臂的揮動等，在增強免疫力的同時也增強了大腦神經細胞的活力。

跳繩前選擇舒適的衣褲和合腳的運動鞋，做好熱身，以免突然運動造成肢體的損傷。跳繩時，節拍要平穩有序，避免用嘴呼吸，動作由慢到快，由簡單逐漸到複雜，不可過於激烈，以免大汗淋漓，傷及陽氣。每天可跳 2~3 次，每次 10~15 分鐘。鍛煉前後也要注意防寒保暖，鍛煉結束時及時穿上厚的衣物，防止在出汗以後寒氣趁機從皮膚侵入身體。值得注意的是，此項運動要求身體的靈活性較高，且飯前、飯後半小時不建議進行，以免造成腸胃損傷。

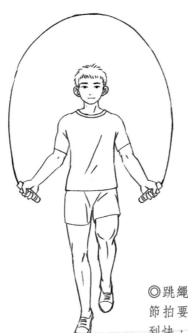

◎跳繩時應保持重心穩定，節拍要平穩有序，動作由慢到快，由簡單逐漸到複雜。

蘿蔔豆腐羊肉湯，喚醒體內陽氣

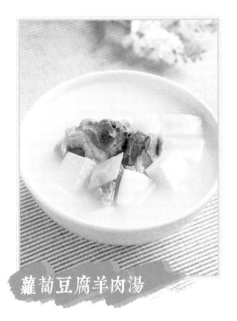

蘿蔔豆腐羊肉湯

小寒時節是一年中氣溫較低的時候，這時候保暖護陽尤為重要。俗話說「三九補一冬，來年無病痛」，小寒來上一碗熱騰騰的羊肉湯，可溫補腎陽，增強體質。

/ 材料
o 豆腐 500 克
o 羊肉 250 克
o 白蘿蔔 200 克
o 蔥花、鹽、胡椒粉、薑片各適量

/ 做法
1. 羊肉、白蘿蔔洗淨切塊；豆腐洗淨切塊。
2. 將羊肉塊放入鍋中，汆水。
3. 鍋內倒水，放入汆好的羊肉塊，加入白蘿蔔塊、豆腐塊、薑片，小火燉至軟爛，出鍋前加鹽和胡椒粉調味，撒上蔥花即可。

蘿蔔豆腐羊肉湯可以溫中散寒、發汗解表，適用於寒冬時節驅寒開胃、強腎補虛。白蘿蔔也有提高免疫力、行氣寬中的作用。

小寒

大寒

固陽護腰，滋陰潛陽

大寒一般為每年公曆 1 月 19~21 日。俗話說「小寒再大寒，轉眼又一年」，大寒一到，年味就漸漸濃了起來。大寒時節是二十四節氣中最後一個，也是最寒冷的一個節氣，是一年中寒中之寒、陰中之陰的節氣，正值「壯陰正奪陽」。在大寒時節，養生要順應冬季萬物潛藏的規律，注意陽氣的潛藏和腎氣的固攝，防風、防寒、防邪，防舊疾復發。

當節氣遇上節日：小年

小年常在大寒時節到來，小年到了，大年三十也就不遠了，家家戶戶都會收拾房屋、置辦年貨、剪春花等，迎接新年的到來。小年一般在每年的臘月二十三或二十四，在這一天有「二十四，掃房子」的習俗。臨近春節會很忙碌，但也要合理安排每日事務，防止過度疲勞，避免勞逸失調，影響身體健康。

大寒吟　〔宋〕邵雍

舊雪未及消，新雪又擁戶。

階前凍銀床，簷頭冰鐘乳。

清日無光輝，烈風正號怒。

人口各有舌，言語不能吐。

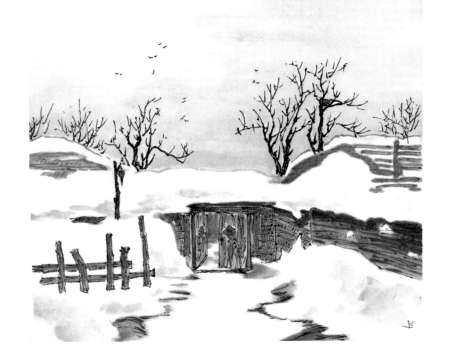

「冬練三九」，這樣才有利於激發體內陽氣，但大寒時節室外溫度過低，體弱者可以選擇和緩的室內保健操。每日練習2~3次，可益氣、固腎、強腰。

室內保健操

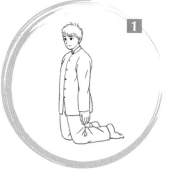

◎正身跪立，呼吸均勻，集中精神，全身放鬆。

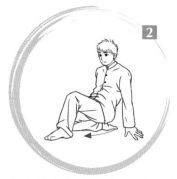

◎身體向後坐，左腿划弧線緩慢移至身體前方，雙手移至身體後方，十指撐地。

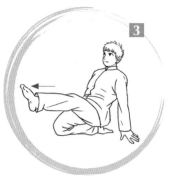

◎保持身體穩定，核心收緊，抬起左腿，腳尖繃緊，下巴微收。

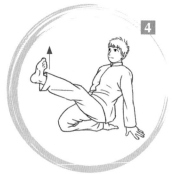

◎腳尖上勾踢出，共做3次。左右兩邊動作相同，方向相反。做完後恢復成跪立姿勢。

飲食節制，無擾乎陽

大寒時節，陰氣逐漸衰落，陽氣剛剛萌生，養生要滋陰潛陽、固腎氣。冬季崇尚進補，但此時已是冬季最後一個節氣，一整個冬季都在進補，此時若不節制，突然轉入春季的清淡飲食，則無法適應。大寒進補應減量適度，像牛肉、羊肉、狗肉等大溫大熱之品應減量，不宜再食用燥熱食物，比如辛辣食物、燒烤等，以免擾動虛火，違背了冬季「無擾乎陽」的原則。

大寒時節是一年中降水量最少的時期，要注意滋陰潤燥，蜂蜜、核桃、百合、大棗等能養陰補虛，適合大寒時節食用。順應晝夜陰陽消長的規律，早上可進補溫陽補氣的食物，如黃芪、紅茶等，借助早上生發的陽氣，促進人體陽氣生發；晚上可以吃滋陰潤燥的食物，如枸杞、核桃、百合等，借助夜間充盛的陰氣，進行滋陰潤燥。

大寒時節適逢年底春節，家家戶戶都會準備豐盛的食物，很容易饑飽失調，此時可以選擇一些健脾胃的食物，如淮山、柚子、山楂等，也可以多喝小米粥、健脾祛濕粥等進行調理。

◎大寒時節可以加點升散性質的溫性食物，如芫荽、生薑、洋葱、大蒜等，以便適應即將到來的春季升發、條達的特點。

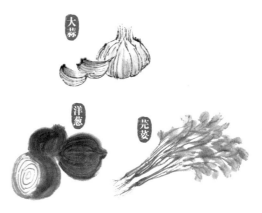

飲

借酒驅寒，安神益氣

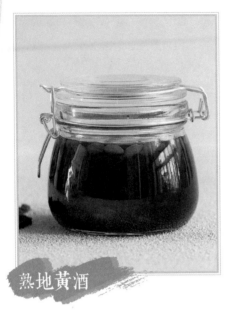

熟地黃酒

《本草綱目》提到：「大寒凝海，惟酒不冰，明其熱性，獨冠群物。藥家多須以行其勢」，酒可以傳送藥力外達於表，上至頭面，能使藥效更好發揮。藥酒是大寒時節防寒保暖不錯的選擇，在冰天雪地的時節喝上一杯酒，養生的同時又別有一番情調。

/ 材料

o 熟地黃 120 克

o 枸杞子 60 克

o 檀香 2 克

o 白酒 1500 毫升

/ 做法

1. 將熟地黃切碎；枸杞子搗碎；檀香碎成小段。共用絹袋或紗布袋裝好，紮緊口備用。
2. 將白酒倒入壇中，放入藥袋，加蓋密封，放置在陰涼乾燥處。經常晃動酒罈，14 天后開封，飲用即可。

熟地黃酒可以益精血、安心神、補肝腎，適合冬天喝，可每天早晚喝 10~20 毫升，不要貪杯。

踮腳尖、鳴天鼓，通腎經

大寒最簡單的導引就是踮腳尖。八段錦中提到「每日七踮百病消」，經常踮腳尖有利於通暢腎經，可以保腎精、益腎氣。腎經通暢了，氣血也就通暢了，全身都能得到滋養固護。

踮腳尖時，雙腳分立，兩腳跟距離一拳，兩腳尖距離兩拳。腳跟先慢慢提起並緩慢深吸氣，到達合適的高度後，繃緊雙腿停留片刻，吐氣時將腳慢慢落下。練習的次數根據個人情況因人而異。

另外，「鳴天鼓」也是一種不錯的保健方法。因為在做這個動作時耳內會有「咚咚」的聲音，響聲如擊鼓聲，故稱為「鳴天鼓」。

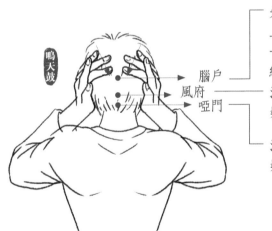

鳴天鼓

腦戶 → 先找到風府穴，直上約 2 橫指，按到一突起骨性標誌上緣凹陷處即是。

風府 → 沿脊柱向上，入後髮際上 1 橫指處。

啞門 → 沿脊柱向上，入後髮際上半橫指處。

◎雙手搓熱，掌心將耳洞蓋嚴，拇指和小指固定住頭部，另外三指一起或分指交錯叩擊腦後枕骨部，即腦戶穴、風府穴、啞門穴，每天 1 次，每次 20~40 下。

大寒

順應節氣去養生

主編
韓旭

責任編輯
周嘉晴

裝幀設計
羅美齡

排版
楊詠雯

出版者
萬里機構出版有限公司
香港北角英皇道 499 號北角工業大廈 20 樓
電話：2564 7511　　傳真：2565 5539
電郵：info@wanlibk.com
網址：http://www.wanlibk.com
　　　http://www.facebook.com/wanlibk

發行者
香港聯合書刊物流有限公司
香港荃灣德士古道 220-248 號荃灣工業中心 16 樓
電話：2150 2100　　傳真：2407 3062
電郵：info@suplogistics.com.hk
網址：http://www.suplogistics.com.hk

承印者
中華商務彩色印刷有限公司
香港新界大埔汀麗路 36 號

出版日期
二〇二四年六月第一次印刷

規格
16 開（150 mm ×220mm）

© 韓旭 主編 《節氣順養：從頭到腳都健康》
本作品繁體字版由江蘇鳳凰科學技術出版社 / 漢竹授權萬里機構出版有限公司出版發行。